U0321221

癌症患者 健康生活指南

AIZHENG BU KE PA

Tantan Aizheng De Xinli Liaofa

癌症不可怕

——谈谈癌症的心理疗法

一个人的身体得了癌症并不可怕，
可怕的是精神上得了"癌"，
精神若先垮掉，那就无药可救了。
癌症患者一定要走出
"恐癌"的心理阴霾！

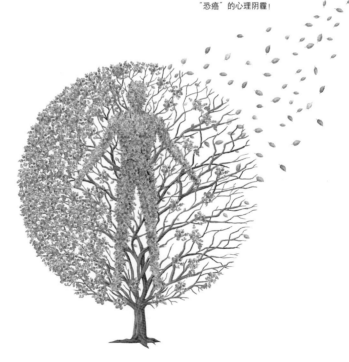

狄冬梅 / 主编

内蒙古出版集团

内蒙古人民出版社

图书在版编目(CIP)数据

癌症不可怕:谈谈癌症的心理疗法 / 狄冬梅主编.
–呼和浩特:内蒙古人民出版社,2013.11
ISBN 978 – 7 – 204 – 12665 – 1

Ⅰ.①癌…　Ⅱ.①狄…　Ⅲ.①癌 – 病人 – 心理
疏导　Ⅳ.①R395.6

中国版本图书馆 CIP 数据核字(2013)第 302453 号

癌症不可怕——谈谈癌症的心理疗法

主　　编	狄冬梅	
责任编辑	侯海燕	
封面设计	宋双成	
出版发行	内蒙古出版集团　　内蒙古人民出版社	
地　　址	呼和浩特市新城区新华大街祥泰大厦	
印　　刷	内蒙古爱信达教育印务有限责任公司	
开　　本	710×1000　1/16	
印　　张	16.25	
字　　数	200 千	
版　　次	2014 年 1 月第 1 版	
印　　次	2014 年 1 月第 1 次印刷	
印　　数	1 – 4000 册	
书　　号	ISBN 978 – 7 – 204 – 12665 – 1/C · 294	
定　　价	25.00 元	

如出现印装质量问题,请与我社联系。联系电话:(0471)4971562　4971659

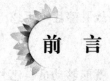

前　言

现代社会,罹患癌症的人们越来越多,简直到了谈癌色变的程度。人一旦得了癌症,可能从精神上就先垮掉了,认为自己得了绝症,无药可救了。可从现代医学角度来看,癌症已经不是那么可怕的疾病,它甚至被归类为慢性疾病的行列,只要经过合理的治疗及后期的调养,多数患者是能够获得长期的生存时间的。但是,同样是得了癌症,为什么有的人可以长期活下去,而有的人很快就去世了,这一是和病情有关系,二是和一个人的心理状态关系密切,说是被吓死了也不过分,可见心理暗示对一个人有多么的重要。有些癌症患者一旦被确诊,便认为"一切都完了",精神防线崩溃了,消极等待死神的降临。俗话说:"哀莫大于心死。"这样的患者思想上不再有生存的信念,常常会过早地死去。

现代医学、心理学专家们发现,希望、信心属于一种很有效力的心理素质,它能使人产生开朗、乐观的情绪和积极向上的精神,从而增强大脑皮质的功能和整个神经系统的兴奋性,进而通过植物神经的递质系统、内分泌系统等中介分泌皮质激素和脑啡肽类物质,提高人体的免疫力和抗病能力,并能充分调动机体的巨大活力,通过调整、代替、补偿,使体内各种组织、细胞的功能恢复正常,各器官间的功能重新趋于协调。

现在越来越多的学者认为,人体的痊愈系统与其信念系统是密切相关的,免疫系统在抵抗癌症的侵袭和扩散中起着非常重要的作用。大量的临床实践揭示,越是有坚强信念的人,就越能够有效地调动那些具有抗癌作用的淋巴细胞、巨噬细胞、自然杀伤细胞的抗癌活性，并能激活那些平时处于"休止"状态的细胞恢复活力，这就大大有利于遏制和杀死癌细胞。并且，现在已有这样的共识：生存的希望以及信念、意志和毅力，是战胜癌症不可忽视的重大力量，它将辅佐其他疗法发挥出最大的效力。

癌症患者，只要对未来充满希望，并抱有必胜的信心，就能够动员自己体内足够的力量来抵抗癌细胞，使身体自身就可能征服癌症。因此，癌症患者通过自己的积极努力，也能在他的生活中发挥出最大的能力，直至最终战胜癌症，获得新的生命。

本书意从癌症患者的心理调适、生活态度、生活方式及对疾病的认识等方面入手，以具体的事例为佐证，以科学的理论为依据，来调适和改变癌症患者的精神状态，让他们走出恐癌的心理阴霾，能够积极、乐观、有信心地生活下去。

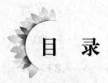

目 录

第一章　解读癌症

第二章 不可忽视的癌症精神疗法

第三章　共享抗癌故事

第四章　癌症的食物疗法

第五章 适合癌症患者的生活方式及体育锻炼

第一章　解读癌症

什么是癌症

　　癌是一种由正常细胞恶变而来、生长不受控制且能转移的肿瘤。在医学上，肿瘤有良性和恶性两种，恶性肿瘤即为老百姓通常叫的癌症。那么，这两种肿瘤有何不同呢？良性肿瘤细胞在形态和功能上接近于相应组织的正常细胞，它生长缓慢，自身形成包膜，与周围的正常组织边界清楚，在局部膨胀性地生长虽可产生压迫和阻塞等症状，但瘤细胞不会从原发部位脱落，转移到其他部位而形成新的转移瘤。因此，良性肿瘤大多可被完全切除而不复发，能治愈，对人体危害较小。而恶性肿瘤细胞在结构和功能上与相应正常细胞有较大差异，其形态怪异，生长速度快，常侵入周围的正常组织，与周边组织纠缠不清。此外，它很容易从瘤体上脱落，通过淋巴管、血管或其他腔道运行到身体其他部位形成转移瘤。恶性肿瘤除了引起压迫和阻塞症状外，还可能合并出血、坏死、发热等。由于恶性肿瘤呈浸润性生长，故难以完全切除，术后易复发。恶性肿瘤晚期常常经局部淋巴结向全身播散，难以彻底治愈，最终导致患者死亡。

一、癌症的诱发因素

癌症的诱发因素大致有以下几类：

1. 物理因素

慢性机械刺激、紫外线、放射性物质等，都和癌症发生有一定的关系。例如义齿和龋齿的长期机械刺激可引起口腔癌和舌癌、男性生殖器包皮过长易患阴茎癌、女性宫颈慢性炎症易引发宫颈癌等，这些癌变和慢性刺激都有一定关联。众所周知，紫外线有明显的致癌作用，如人体皮肤长期接受日光（紫外线）照射后可致皮肤癌。放射性的致癌作用有目共睹，最明显的例子是日本长崎、广岛两地的原子弹受害者，白血病和皮肤癌的发病率明显高于其他地区。实验也表明，一次大剂量放射线照射后可诱发白血病；长期小剂量放射后可诱发肝癌、肺癌、乳腺癌及其他软组织的恶性肿瘤。

2. 致癌化学物质

国际癌症研究机构（IARC）1994 年公布了对人体肯定有致癌性的 63 种物质或环境。致癌物质有苯、铍及其化合物，镉及其化合物，六价铬化合物，镍及其化合物，砷及其化合物，环氧乙烷，a－萘胺、4－氨基联苯、联苯胺，煤焦油沥青、石棉、氯甲醚等；致癌环境有煤的气化、焦炭生产等。中国在 1987 年颁布的职业病名单中规定石棉所致肺癌，联苯胺所致膀胱癌，苯所致白血病，氯甲醚所致肺癌，砷所致肺癌、皮肤癌，焦炉工人肺癌等为法定的职业性肿瘤。另有报道，装修房屋用的不环保的装修材料中有多种化学物质可致骨髓损伤，引起白血病。

3. 生物致癌因素

生物致癌因素主要是由病毒、细菌、寄生虫引起。实验证明有30 余种 150 余株病毒可以造成动物肿瘤，其中一些病毒能引起人类肿瘤。据报道，约 5% 的人类癌症是由病毒引起的。目前发现与病毒有关的癌症有子宫癌、上呼吸道癌、淋巴肉芽癌、白血病、乳腺癌和肝癌等。如 EB 病毒与淋巴瘤和鼻咽癌有关、C 型 RNA 病毒与白血病有关、乙肝病毒与肝癌有关、单纯疱疹病毒Ⅱ型与子宫颈癌有关。此外，EB 病毒、肝炎病毒及嗜 T 细胞病毒与白血病和某些淋巴瘤的发生也有关。其致癌机理可能是病毒的遗传物质（DNA）嵌入到人体正常细胞的 DNA 中（称整合），致使正常细胞发生畸变而导

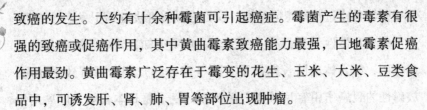

致癌的发生。大约有十余种霉菌可引起癌症。霉菌产生的毒素有很强的致癌或促癌作用，其中黄曲霉素致癌能力最强，白地霉素促癌作用最劲。黄曲霉素广泛存在于霉变的花生、玉米、大米、豆类食品中，可诱发肝、肾、肺、胃等部位出现肿瘤。

临床观察表明，中华分支睾吸虫与原发性肝胆管癌的发生有关，这种关系得到动物实验的证明，其致病机理可能与虫体的机械刺激及其产生的有毒代谢产物有关。另有报道，血吸虫病与大肠癌密切相关，原因是血吸虫在病人的大肠黏膜下产卵，局部形成卵包，刺激组织增生，诱发肠癌。

4. 遗传因素

癌症虽然大多数由外部环境引起，但有小部分和遗传有关，与遗传关系最密切的癌症有儿童视网膜母细胞瘤、肠癌和乳腺癌。视网膜母细胞瘤是由异常的基因决定，带有异常基因的人，80%～90%将患这种癌症，这是先天性肿瘤的一个最明显的例子。肠癌大多由肠息肉转化而来，而这种息肉病有很强的家族性。统计表明，如果父母患肠癌，其子女得肠癌的可能性远远高于正常人群。乳腺癌发生的原因虽说是多因素的，包括与摄食太多脂肪、年龄增高、肥胖、不哺乳者、独身等因素有关，但遗传因素不容忽视。据报道，家族中母亲或姐妹曾患有乳腺癌，其本人患乳腺癌的机会比一般妇女高出三倍。如果有的患者家族内两三代都有乳腺癌患病史，就得考虑其具有遗传性。胃癌、食道癌的遗传性虽然不太明显，但有家族聚集性的报道，于是也认为遗传因素起着某种作用。癌症的家族遗传现象是由染色体畸变造成的，正常人体每个细胞有46条染色体，各种致癌因子可以引起染色体畸变，使得染色体在数目和形态上均与正常细胞不同，这种染色体的畸变若遗传给后代，就使下一代具有患癌的可能性。

5. 精神因素

现代生活中，工作和学习上的长期紧张、工作和家庭中的人际关系的不协调、生活中的重大变故是致癌的三个重要精神因素。精神因素与人体免疫功能密切相关，人体免疫系统受神经和内分泌的双重调控，可以这样认为，刺激是由人的情绪影响大脑边缘系统、植物神经系统、内分泌系统、内脏器官而起作用。精神抑郁等消极情绪作用于中枢神经系统，引起植物神经功能和内分泌功能的失调，使机体的免疫功能受到了抑制。由于机体间的平稳被打破，细胞失去正常的状态和功能，不断变异，产生了癌细胞。另一方面，负性情绪减少体内抗体的产生，阻碍了淋巴细胞对癌细胞的识别和消灭，使癌细胞突破免疫系统的防御，无限制地生长，形成癌瘤。精神因素对癌的发生、发展、扩散起着非常重要的作用，这已被动物实验确证。用声光刺激动物，使之产生紧张焦虑，结果动物免疫系统的防御能力大为减弱，诱发了潜伏在胸内的癌瘤。实验也证明，给臀部种植了肿瘤细胞的老鼠以不断的声光刺激，发现肿瘤细胞很快就扩散到肺部和肠道。究其原因，正是这些恶劣的精神因素起到了唤醒沉睡的癌细胞的作用，使它得以疯长，肆无忌惮地吞噬着机体。所以说，不良情绪是癌细胞的活化剂。

6. 饮食习惯因素

研究资料表明，有些癌与饮食有明确的关系。如，食道癌与饮酒、吸烟、喝热粥等原因相关；胃癌与喜食熏制和高盐食品有关；肠癌与膳食中纤维摄入过少、摄取动物脂肪和胆固醇过多有关，如果经常喝酒、过度肥胖、缺少锻炼的人，肠癌发病率较高；肝癌与食用发霉的食物和大量饮酒相关（尤其对乙型肝炎患者而言），如食用发霉或被霉菌污染的食品——花生、玉米、大米、高粱、花生油等；乳腺癌与摄入高脂肪有关，如过度肥胖的人，乳腺癌的发病率较高；肺癌与吸烟有关；维生素 A 摄入不足与膀胱癌发生也有关，食物中叶酸摄入量不足可诱发宫颈癌；酗酒可诱发咽喉癌；长期使用化学染发剂可诱发淋巴癌；长年摄入过多热量可诱发前列腺癌；硒元素摄入不足可诱发肺癌；从未生育过的妇女易患乳腺癌；经常接触沥青、煤焦油和在太阳下曝晒者易得皮肤癌；经常接触放射线者易诱发肺癌与白血病等。

二、癌症的预防

世界卫生组织提出了控制癌症的 3 个 1/3 的战略：即 1/3 的癌症通过预防来阻止其发生；1/3 的癌症通过早期发现而治愈；另外 1/3 的癌症病人可以用现有的医疗措施延长生命，改善生存质量。由此可见，癌症是可防可治的疾病。预防癌症可从健康的生活方式、适度的身体锻炼、乐观的人生态度着手。研究表明，选择平衡的膳食、戒烟限酒、增加体力活动、保持乐观的心态可以使癌症减少 30% 至 40%。

健康的生活方式是预防癌症发生的关键，它主要包括合理的饮食和良好的生活习惯。预防癌症，除了养成良好的生活习惯外，譬如不吸烟、避免过量饮酒、保证充足睡眠、定时起居饮食、多吃蔬菜水果、多食用富含纤维的食品、少食大鱼大肉、多锻炼等对预防癌症都有良好的效果。

保持心灵健康对预防癌症也很重要，研究表明，长期精神压力可诱发各种癌症。如何做到心灵健康呢？那就是要有乐观豁达的人生观，遇事要拿得起放得下，对诸事做到"不在乎"。人们都懂得，世上没有无源之水、无本之木，患癌也不例外，必有其根源。这根源除了外部环境所致外，自身的根源便是太"在乎"。何为"在乎"？"在乎"可以看成是"放不下"。常言说得好：过犹不及。倘若心灵上对事情过于"在乎"，就会影响人的精神状况，结果弄得茶饭不香、夜不能寐，久而久之，就会影响身体的免疫功能，而免疫功能低下的身体，无疑为癌症的光顾开启了方便之门。

　　要保持心灵健康，就应做到"不在乎"，极力摒弃心灵的五大毒瘤：贪婪、怨恨、恐惧、嫉妒、报复。这些毒瘤是心灵中最大的蛀虫，不加以杀灭，任其繁殖，与癌细胞的无序繁衍无异，它吞噬你的心灵，毁掉你的身体。因此，要预防癌症，不仅要养成良好的生活习惯，还要保持健康的心态，只有这样，才可能远离癌症，过健康快乐的人生。

第一章　解读癌症

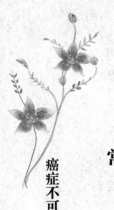

常见癌症的临床表现

由于各种癌的发生部位不同，病理形态不同，以及发展阶段不同，因此会产生各种各样的临床表现。但癌症的早期往往症状很少，待发展到一定阶段后才渐渐表现出一系列症状和体征。

癌症的局部表现主要有：

（1）肿块：是由癌细胞恶性增殖所形成的，可用手在体表或深部触摸到。甲状腺、腮腺或乳腺的肿块可在皮下较浅部位触摸到。肿瘤转移到淋巴结，可导致淋巴结肿大，某些表浅淋巴结，如颈部淋巴结和腋窝淋巴结容易触摸到。至于在身体较深部位的胃癌、胰腺癌等，则要用力按压才可触到。恶性肿瘤一般生长迅速、表面不平滑、不易推动；良性肿瘤则一般表面平滑，像鸡蛋和乒乓球一样容易滑动。

（2）疼痛：出现疼痛往往提示癌症已进入中、晚期。开始多为隐痛或钝痛，夜间明显，以后逐渐加重，变得难以忍受，昼夜不停，且一般止痛药不起作用。疼痛一般是癌细胞侵犯神经造成的。

（3）溃疡：是由于某些体表癌的癌组织生长快、营养供应不足、出现组织坏死而形成的。如某些乳腺癌可在乳房处出现火山口样或菜花样溃疡，分泌血性分泌物，并发感染时可有恶臭味。此外，胃癌、结肠癌也可形成溃疡，一般只有通过胃镜、结肠镜才可观察到。

（4）出血：是由癌组织侵犯血管或癌组织小血管破裂而产生的。如肺癌病人可咯血，痰中带血；胃癌、结肠癌、食管癌则可便血。

（5）梗阻：癌组织迅速生长而造成的梗阻。当梗阻部位在呼吸道即产生呼吸困难、食管癌梗阻食管则吞咽困难、胆道部位的癌可以阻塞胆总管而产生黄疸、膀胱癌阻塞尿道而出现排尿困难等。总之，因癌症所梗阻的部位不同而出现不同的症状。

（6）其他：颅内肿瘤可引起视力障碍（压迫视神经）、面瘫（压迫面神经）等多种神经系统症状；骨肿瘤侵犯骨骼可导致骨折；肝癌引起血浆白蛋白减少而致腹水等。

下面列举常见癌症的症状：

一、食管癌

食管癌早期病人基本上没有任何不舒服的感觉，随着病情的发展，病人可逐渐出现异常感觉。开始时因这种感觉并不影响生活起居而不易引起重视。食管是进食的通道，肿瘤增大时首先是妨碍进食，一旦觉得有吞咽困难多半已是癌症中晚期了。食管癌是我国最常见的恶性肿瘤之一，40 岁以上的男性中老年人发病较多。其早期发病的信号有：

（1）吞咽食物时有哽噎感：在此病的早期阶段，当食物通过时，就会出现吞咽不适或吞咽不顺的感觉。如病情再进一步发展，就会出现哽噎感，多半在吞服类似烙饼、干馍或其他不易彻底嚼碎的食物时才能发现。

（2）食管内有异物感：病人自觉某一次因为吃了粗糙的食物而将食管擦伤，或者疑为误将异物吞下而存留在食管内，有类似如米粒或者蔬菜碎片贴附在食管上，吞咽不下，既无疼痛也与进食无关，即使不作吞咽动作也仍有异物存在的感觉。

（3）食物通过缓慢并有停留感：食物下咽困难并有停留的自我感觉。这种症状只出现在下咽食物时，进食之后即行消失，且与食物的性质没有关系，甚至在饮水时也有相同的感觉。

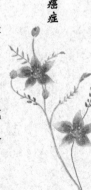

（4）咽喉部有干燥感和紧迫感：咽喉部常感到下咽食物不顺利，并有轻微疼痛，有点儿干燥、发紧的感觉。特别是在吞咽干燥或粗糙食物时这种干燥、发紧的感觉更为明显。另外，此种早期症状的发生与情绪波动有关。

（5）胸骨后有闷胀不适感：患者只能隐约地感到胸部不适，既不能指出不适的部位，也难以叙述不舒服的具体情况。

（6）胸骨后疼痛：这种表现在早期食管癌病人中比较多见，常在咽下食物时胸骨后有轻微疼痛，并能感觉得到疼痛的部位，疼痛的性质可为烧灼样痛、针刺样痛、牵拉摩擦样痛。疼痛的轻重与食物的性质有关，吞咽粗糙、热食或有刺激性的食物时，疼痛比较重；吞服流质、温热的食物时，疼痛比较轻。咽食物时疼痛，进食后又有所减轻甚至消失。这种症状大多可用药物治疗，暂时获得缓解，但数日或数月后病情又会复发，且反复出现，存在较长时间。

（7）剑突（心口）下疼痛：患者自感剑突下为烧灼样刺痛，轻重不等，多出现在咽食物时，食后减轻或消失。也有的为持续性隐痛，与进食关系不大。

以上这些信号，可单独出现，也可同时出现。有的信号持续时间长，有的则间断发生。在早期病人中，完全没有征候表现的是少数，只是征候比较隐匿，很容易被人们忽略罢了。

人体的食管，上连咽喉，下接胃贲门，长约 25 厘米，是人们进食的要道。如发现上述早期信号，应及时就医。如出现呕吐，特别是吐出泡沫状黏液时，或者米饭吃不进，米汤喝不下时，那就是食管癌进入到了中期的征候。如若出现脱水、消瘦、衰弱或体重下降，那就有可能已经进入到了晚期。

二、胃癌

防治胃癌也像其他癌症一样，关键在于"早"，即早发现、早诊断、早治疗。据观察研究发现，从胃组织某部位的细胞开始发生癌变，到临床上出现一定的症状体征，是一个缓慢的过程，是一个循序渐进、由量变到质变的过程。这个过程，医学上称之为"癌前期"。而这一时期，也是治疗效果最佳的阶段。因此，如能注意胃癌的早期表现，则有利于早期发现、早期治疗，可以防患于未然。

多数临床及病理工作者认为部分胃癌可由胃溃疡恶变而来，但发生率低，由胃溃疡恶变的胃癌的概率为1%～5%，癌变发生于溃疡边缘。慢性胃溃疡、年龄在45岁以上的患者，当症状变得顽固，而经一个月左右之严格的内科治疗无效，且同时粪便隐血试验转为阳性者，应考虑溃疡有癌变可能，需要进一步检查，在溃疡边缘做多点活检，明确溃疡的性质。胃癌早期的症状有：

（1）胃癌早期症状80%以上的患者会出现上腹部疼痛。

（2）胃癌早期症状约1/3的患者会出现胃部闷胀、上腹不适、食欲不振、消化不良且胃部伴有泛酸现象。

（3）胃癌的早期症状中约1/3的患者虽没有明显消化系统症状，但可能出现不明原因的体重减轻、消瘦和疲倦无力等身体变化。

（4）胃癌早期症状部分患者表现为泛酸、烧心、恶心、呕吐、嗳气或黑大便等症状。

如果发现身体有以上症状要及时到医院检查。

三、结、直肠癌

结、直肠癌在早期缺少症状，病人无明显异常改变。当肿块达1～2cm时，由于肿瘤的侵蚀，肠黏膜遭受到肿块的异物性刺激，分泌物增多，因此在排便时也有少量的黏液排出，多数在大便的前端或于粪便的外面附着。随着肿瘤的增大，分泌黏液也增加，有时随着排气或突然咳嗽使腹内压增加，可有黏液从肛门流出。当肿瘤增大，形成溃疡或有坏死合并感染时，便会出现明显的直肠刺激症状，

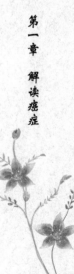

出现排便次数和粪便性质的改变。排便次数增加，每天 2~3 次，呈黏液便、稀便、黏液血便，常被误诊为"肠炎""痢疾""溃疡性结肠炎"等。

结、直肠癌的早期突出症状为便血、排便习惯改变及因晚期癌肿浸润引起的伴发病征。原位癌部位较低，当粪块较硬时癌肿易受粪块摩擦而引起出血，多为鲜红或暗红色且与成形粪便不混或附于粪柱表面而常被误诊为"痔"出血。如出现以下症状就要及时到医院检查：

（1）大便习惯异常，排便次数增加，同时出现少量黏液性便、黏液血便，经治疗不好转者，或经治疗后好转而复发者，应及时确诊治疗。

（2）既往有黏液便、腹泻病史，但症状轻微者突然增重，与原来排便次数、排便的性质发生变化时，也应再次复查确诊。

（3）无明显原因的便秘与腹泻交替出现，经短期治疗无好转者，在胃部经过钡剂透视未发现异常时，应去医院做直肠部位的检查。

（4）排便费力，排出的大便有压迹，呈槽沟状扁条状、细条状等，一定要做直肠指诊。

以上四种情况有任何一项都应及时去医院检查。有条件的地方，最好请外科或肛肠科医生检查。

四、肝癌

肝癌是我国目前最常见的恶性肿瘤之一，但其早期症状一般都不明显，如果被检查出来的时候大多都是肝癌中晚期了，所以了解肝癌的早期症状，做到早发现、早治疗，从而提高患者生存率就显得尤为重要。如果出现了以下症状，请及时到正规医院进行必要的检查，因为早期肝癌的治愈率目前还是十分乐观的。肝癌的早期症状表现为：

（1）消化道症状：食欲明显减退，腹部闷胀，消化不良，有时出现恶心、呕吐等情形。

（2）黄疸、腹水、皮肤瘙痒：约有1/3的病例在发病过程中有黄疸（皮肤、黏膜和巩膜发黄）。出现黄疸的原因为癌肿侵犯肝内主要胆管、肝门淋巴结转移癌压迫肝外胆管。腹水常常因为病人原来就患有肝硬化，癌组织侵入静脉而形成癌栓，癌结节压迫门静脉所致。腹水往往积聚甚速，可呈草黄色或血色。皮肤瘙痒是肝病、肝癌病人的常见症状。

（3）全身衰竭症状：严重乏力、消瘦、进行性贫血及出现水肿。

（4）肝痛：肝区可有持续性或间歇性疼痛，有时可因体位变动而加重，可放射至后背或右肩。晚期肝癌可突然发生剧烈腹痛和腹膜刺激症，这可能是由于癌肿结节坏死或出血至腹腔所致，此时病人常常以急腹症的表现到急诊室就诊。

（5）出血现象：常常表现为鼻出血、皮下出血，多因肝组织破坏、肝功能衰竭所致。癌组织侵入肝门的胆管时，可引起胆道出血。

（6）肝肿大、脾大：90%的肝癌有肝肿大症状。肿大的肝脏常常坚硬，表面不规则，边缘可有大小不等的结节。巨型肝癌有时可使肝脏变形，以致触诊时不易辨别。

（7）不规则发热：肿瘤患者由于抵抗力低下很容易合并感染，部分肝癌患者会出现不明原因的发热，一般在37.5℃～38℃左右，也有可能达到39℃以上，呈不规则热型，多不伴寒战，午后发热较常见，有时也可见弛张热。

肝癌早期症状不明显，除表现为以上症状外，肝癌早期患者还可出现下肢水肿、急腹症等不良临床症状，建议患者密切观察生命体征，当出现以上或类似情况时，尤其是有肝炎、肝硬化的患者，应提高警惕，及时前往正规医院进行必要的检查诊断。肝癌早期症状的早期发现和对症治疗是提高肝癌疗效的关键和前提。

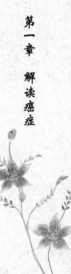

五、鼻咽癌

鼻咽癌是一种发生于鼻咽腔或上咽喉部的癌症，主要是由于膳食和遗传因素的影响。鼻咽癌的临床表现较多，早期一般有以下五种症状：

（1）鼻塞：鼻塞是鼻咽癌一个早期症状，大多表现为单侧鼻塞。当鼻咽肿瘤增大时，可能出现双侧鼻塞。

（2）涕血：涕血是鼻咽癌的另一个早期症状，表现为鼻涕中带血，或表现为从口中回吸出带血的鼻涕，又称为回吸性痰中带血。涕血常发生在早晨起床后。涕血量不多时，经常被患者疏忽，误认为是鼻炎或鼻窦炎，或被当做咯血到内科就诊。

（3）耳鸣、听力下降：耳鸣、耳闷塞感及听力下降也是鼻咽癌的早期信号。该症状是由于鼻咽癌新生物堵塞患侧咽鼓管口所致。听力降低也可能是鼻咽癌进一步恶化损伤听力神经所致。耳鸣和听力下降常被误诊为中耳炎或是其他疾病，以致耽误治疗。

（4）头痛：初诊鼻咽癌时，大约70%的患者有头痛症状。鼻咽癌的头痛症状常表现为偏头痛、颅顶枕后或颈项部疼痛。鼻咽癌头痛大多与癌组织侵犯颅底骨质、神经和血管有关。

（5）颈部淋巴结肿大：不少鼻咽癌患者往往是自己无意中在脖子上触摸到"包块"而就医，这种"包块"其实是肿大的淋巴结。早期鼻咽癌患者的颈部淋巴结肿大，常被误诊为炎症。对于经消炎治疗无缩小，甚至持续迅速增大的颈部肿块，尤其是质地较硬、活动度差、多个互相融合成团的无疼痛颈部肿块，需要及时就诊。

如果出现以上5种表现的任一种症状，应及时到医院耳鼻喉科就诊，以排除患鼻咽癌的可能。即使出现癌变，也不必惊慌，因为只要及时就医，合理治疗，治愈的可能性是非常大的。

六、脑肿瘤

主要表现为头痛和呕吐，头痛很特别，往往是在清晨醒来时头痛最重，起床后可逐渐减轻，以前额、后枕部及两侧明显。头痛多伴喷射状呕吐，与进食无关，尤其是疼痛剧烈时，而呕吐后头痛即减轻。

七、肺癌

少数肺癌患者无症状，仅在常规体检、胸部影像学检查时才被发现，其余患者可表现或多或少与肺癌有关的症状。肺癌常见的症状有：

（1）咳嗽：早期症状，常为无痰或少痰的刺激性干咳。伴有感染时，痰液会增加，呈黏液脓性。

（2）血痰或咯血：肿瘤向管腔生长时可有间歇或持续性的痰中带血，表面糜烂伤及大血管可引起大咯血。

（3）气短或喘鸣：肿瘤生长压迫支气管或阻塞气道时，可有呼吸困难、气短、喘息，偶有喘鸣。

（4）胸痛：难以描述的胸痛或钝痛，多由肿瘤细胞侵犯所致，或者炎症波及部分胸膜或胸壁引起。

（5）发热：多数发热是由肿瘤引起的阻塞性肺炎所致。

（6）体重下降：消瘦为恶性肿瘤的常见原因之一。

肺癌的胸外转移比较容易辨别。淋巴结转移常见于锁骨上淋巴结，表现为淋巴结固定坚硬，逐渐增大、增多，多无痛感。肿瘤直接侵犯胸膜或心包时，会引起胸腔积液、心包积液。转移到骨骼，可引起骨痛和病理性骨折。转移到中枢神经系统，可引起颅内高压，出现头痛、恶心、呕吐、精神异常等症状。

八、乳腺癌

乳腺癌是发生在女性乳腺上的恶性肿瘤，早期乳腺癌的症状比较隐蔽，不易被发现，但是乳腺癌的早期症状也会在生活上有所表现，早期发现乳腺癌并及时治疗，治愈率非常高，那么乳腺癌的早

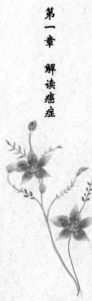

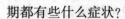

期都有些什么症状？

（1）肿块：患者以乳内发现肿块就诊者占绝大多数。对成年妇女而言，若乳内出现肿块应引起高度重视。乳腺癌多为单个，极少可见同一乳房内多个病灶。另外，肿块形态差异较大，一般认为形态不规则，边缘不清晰，质地偏硬。癌性肿块在早期限于乳腺实质内，尚可推动，但又不似良性肿瘤那样有较大活动度，一旦侵犯筋膜或皮肤，肿块就不能推动，病期亦属较晚。

（2）疼痛：绝大多数患者无明显疼痛感觉，少数患者以疼痛就诊，疼痛多为阵发性刺痛、隐痛。非到晚期疼痛多不严重。

（3）乳头溢液：乳头液可以是生理性或病理性的，非妊娠哺乳期的乳头溢液发生率约为3%～8%，溢液可以是无色、乳白色、淡黄色、棕色、血性等，也可呈水样、血样、浆液样脓性；溢液量可多可少，间隔时间亦不一样，患者常因溢液污染内衣而就诊。对乳头溢液应进行涂片细胞学检查以明确。乳腺癌多数伴有乳腺肿块，单纯以乳头溢液为症状者少见。

（4）乳房皮肤改变：乳腺癌皮肤改变与肿块部位深浅和侵犯程度有关。肿块小，部位深，皮肤多无变化；肿块大，部位浅，较早与皮肤粘连，使皮肤呈现凹陷，出现"酒窝征"。若癌细胞堵塞皮下淋巴管引起皮肤水肿，形成橘皮样变，属晚期表现。

（5）乳头改变：正常人双侧乳房对称，当乳头附近有癌肿存在，乳头常被上牵，故双侧乳头高低不一。乳头内陷是乳房中心区癌肿的重要体征，乳头难以用手指牵出，乳头处于固定回缩状态。湿疹样癌则见乳头呈糜烂状，常有痂皮；病变区与皮肤分界十分清楚，病变皮肤较厚。

九、宫颈癌

近年来，宫颈癌是危害社会和人类健康的妇科疾病之一，它给人类带来了极大的痛苦和困扰。宫颈癌的临床症状是：

（1）早期多无症状，它和慢性宫颈炎的症状没有太大的区别，有时甚至见宫颈光滑，尤其老年妇女宫颈已萎缩者。宫颈癌的临床症状之一，也是为什么被大家忽视宫颈癌的原因。

（2）阴道流血：宫颈癌为何迅速增长呢，年轻患者常表现为接触性出血，发生在性生活、妇科检查及便后出血。出血量可多可少，一般根据病灶大小、侵及间质内血管的情况而定。早期出血量少，晚期病灶较大表现为大量出血，一旦侵蚀较大血管可能引起致命性大出血。年轻患者也可表现为经期延长、周期缩短、经量增多等。宫颈癌的临床症状，老年患者常主诉绝经后不规则阴道流血。

（3）阴道排液：患者常诉阴道排液增多，白色或血性，稀薄如水样或米汤样，有腥臭味。晚期因癌组织破溃、组织坏死、继发感染等，有大量脓性或米汤样恶臭白带排出。

（4）晚期癌的症状：根据病灶侵犯范围出现继发性症状。病灶波及盆腔结缔组织、骨盆壁、压迫输尿管或直肠、坐骨神经时，常诉尿频、尿急、肛门坠胀、大便秘结、里急后重、下肢肿痛等，严重时导致输尿管梗阻、肾盂积水，最后引起尿毒症。到了疾病末期，患者可出现消瘦、贫血、发热及全身衰竭的症状。

十、膀胱癌

膀胱癌的早期症状有：

（1）血尿：大多数膀胱肿瘤以无痛性肉眼血尿或显微镜下血尿为首发症状，病人表现为间歇性、全程血尿，有时可伴有血块。因此，在临床上间歇性无痛肉眼血尿被认为是膀胱肿瘤的典型症状。出血量与血尿持续时间长短，与肿瘤的恶性程度、肿瘤大小、范围和数目有一定关系，但并不一定成正比。有时发生肉眼血尿时，肿瘤已经很大或已属晚期；有时很小的肿瘤却会出现大量血尿。由于

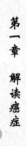

血尿呈间歇性表现，当血尿停止时容易被病人忽视，误认为疾病消失而不做及时的进一步检查。当病人只表现为镜下血尿时，因为不伴有其他症状而不被发现，往往直至出现肉眼血尿时才会引起注意。

（2）膀胱刺激症状：早期膀胱肿瘤较少出现尿路刺激症状。若膀胱肿瘤同时伴有感染，或肿瘤发生在膀胱三角区时，则尿路刺激症状可以较早出现。此外还必须警惕尿频、尿急等膀胱刺激症状，可能提示膀胱原位癌的可能性。因此，凡是缺乏感染依据的膀胱刺激症状患者，应采用积极全面的检查措施，以确保早期做出诊断。

（3）排尿困难：少数病人因肿瘤较大，或肿瘤发生在膀胱颈部，或血块形成，可造成尿流阻塞、排尿困难甚至出现尿潴留现象。

（4）上尿路阻塞症状：癌肿浸润输尿管口时，引起肾盂及输尿管扩张积水，甚至感染，引起不同程度的腰酸、腰痛、发热等症状。如双侧输尿管口受侵，可发生急性肾衰竭症状。

（5）全身症状：包括恶心、食欲不振、发热、消瘦、贫血、恶病质、类白血病反应等。

（6）转移灶症状：晚期膀胱癌可发生盆底周围浸润或远处转移。常见的远处转移部位为肝、肺、骨等。当肿瘤浸润到后尿道、前列腺及直肠时，会出现相应的症状。当肿瘤位于一侧输尿管口，引起输尿管口浸润，可造成一侧输尿管扩张、肾积水。当肿瘤伴有膀胱结石时，会出现尿痛和血尿等膀胱结石的症状。

（7）常见并发症：膀胱癌常见并发症为膀胱癌痛、严重尿血、尿潴留等。

十一、胰腺癌

胰腺癌之所以成为目前的癌中之王，不仅仅是因为手术复杂、术后没有有效的化疗药物的原因，其中早期难以发现也是其重要原因之一。胰腺癌早期是症状隐匿、不典型，可导致疾病延误，甚至失去手术机会。现就胰腺癌早期时的不典型症状总结如下：

（1）上腹部隐痛不适：主要表现为胃部不适，部分人可伴有消化不良，就诊于医院消化内科，行胃镜检查可以表现为浅表性胃炎或糜烂性胃炎等，经对症治疗后症状可以稍有缓解，两三个月后症状再次出现，使用药物后无明显缓解。

（2）腰背部疼痛：由于胰腺癌会侵犯至腹腔神经丛，进而导致腰背部隐痛不适。大部分患者认为自己腰椎问题或腰肌劳损就诊于骨科或仅仅行推拿按摩，这样也是短期会有比较好的效果，但是一段时期后症状会再次出现。

（3）突然发生的糖尿病或糖尿病加重，这种表现提示胰腺功能受到损伤，应该密切观察变化，最好是排除其他疾病后再诊断为糖尿病加重。

（4）慢性脂肪泻：每日排便3～5次，多在进食油腻食物后，大部分患者认为是痢疾或拉肚子，口服药物症状缓解后，不会去医院做进一步检查，贻误病情。

（5）不明原因的消瘦：如果在短期内（3～6月）体重下降达5kg以上，需要重视起来（减肥人群除外），这种症状最不典型，大部分恶性肿瘤晚期时都会有体重下降的表现。

（6）其他：比如黄疸，但是有黄疸的患者大部分会就医，只是开始时就诊于肝病门诊，会误诊为黄疸型肝炎，但是经过检查会很快明确诊断的。

十二、前列腺癌

近年来，前列腺癌已经成为危害社会和人类健康的疾病之一，它给男性朋友带来了极大的痛苦和困扰。早期前列腺癌通常没有症状，但肿瘤侵犯或阻塞尿道、膀胱颈时，则会发生类似下尿路梗阻或刺激症状，严重者可能出现急性尿潴留、血尿、尿失禁。骨转移

时会引起骨骼疼痛、病理性骨折、贫血、脊髓压迫导致下肢截瘫等。前列腺癌的早期症状有：

（1）排尿障碍：前列腺癌患者会出现排尿困难、尿流变细或尿流分叉、尿程延长、尿频、尿急、尿痛、尿不尽感等症状，严重时还可发生尿滴沥及尿潴留。

（2）疼痛：患有前列腺癌的男性会出现腰部、骶部、臀部、髋部疼痛，骨盆、坐骨神经痛等症状。

（3）转移症状：在前列腺癌患者中转移很常见，大约有1/3甚至2/3的患者在初次就医时就已有骨转移或淋巴转移。

（4）全身症状：由于疼痛影响了饮食、睡眠和精神，经长期折磨，全身状况日渐虚弱，出现消瘦乏力、进行性贫血、恶病质或肾功能衰竭等情形。

十三、喉癌

由于喉癌类型不同，所以喉癌症状出现的早晚和病情的轻重也就不一样，喉癌的主要症状为：

（1）声音嘶哑：是声带癌最早出现的症状，多为持久性，并逐步加重。声门下癌早期症状不显著，而声音嘶哑则为较晚期的症状。

（2）咽喉部异物感和疼痛：常为声门上癌比较早期出现的症状，在癌破溃后，可以出现咽喉部疼痛，有时放射到同侧耳内，为较晚期出现的症状。

（3）咳嗽和痰中带血：发生于癌破溃之后，是常出现的症状。

（4）呼吸困难：是较晚期的症状，说明癌已发展到堵塞喉腔。

（5）颈淋巴结转移：可转移到同侧颈深中部淋巴结，晚期可能转移到对侧。

十四、白血病（血癌）

发热、出血、贫血是（急性）白血病的三大早期症状。发热为

37.5℃～38.5℃常提示有感染，如皮肤、呼吸道、肠道、口腔、泌尿系统等部位炎症。出血可发生在任何部位，但以皮下、口腔、鼻、牙龈等处常见。出血程度可由瘀点、瘀斑以至口、鼻腔大出血。贫血是因为红细胞造血障碍和出血所致，且演进迅速，病人面色苍白。此外，可出现淋巴结肿大和骨关节疼痛，有特征意义的是有胸骨轻压痛的情形。

十五、骨癌

骨癌的早期症状有：

（1）在骨的表面可触及一个硬的肿块，痛或不痛。

（2）骨和关节疼痛或肿胀，经常在夜间更重，且不一定与活动有关；疼痛可以是持续钝痛，或只在受压时感到疼痛。

（3）自发性骨折。

（4）发热、体重下降、疲劳和活动能力下降，有时发生于晚期骨癌。良性骨肿瘤通常无疼痛。

（5）有持续不好解释的背痛。可能只是患背部疾病或背痛；但如果治疗对疼痛无效，应让医生检查你的脊柱有无肿瘤。

（6）有一处或多处骨折，无明显原因。在骨折被治疗后应让医生为你检查有无骨肉瘤或骨质疏松症。

以上各种症状是常见癌症的早期症状的一般信号，但不一定就是癌症，需要及时到医院检查确诊。要提高警惕，及早发现，及时治疗。

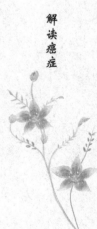

第一章　解读癌症

癌症的治疗手段有哪些

癌症是一种常见的危害身心健康的肿瘤疾病，目前，癌症主要的治疗手段是手术治疗、化疗、放疗和其他手段治疗，具体治疗中往往需要几种手段结合使用，针对患者具体情况进行个体化的综合治疗是目前临床治疗的重要研究课题。

一、手术疗法

外科手术仍是根治肿瘤的主要手段。对较早期的癌症经外科手术切除后常能达到长期治愈的目的。对局部较晚期的癌症患者，若能完整切除，也可达到较好的远期疗效。在术前化疗、放疗的配合下，使原先已不能手术切除的患者得到了手术机会。对于已出现远处转移的病人，若转移为单发孤立的病灶，在行全身治疗的同时，可先后行转移癌与原发癌的切除，同样有可喜的远期疗效。一些癌症病人病情发展到晚期，无法进行根治性手术，但是为了减轻病人痛苦，延长病人生命，也可进行手术，这种手术称为姑息性手术。例如结肠癌阻塞肠腔，无法正常排便，则要采取大肠造瘘的姑息性手术以解除肿瘤对肠腔的阻塞。不是任何癌症都可以进行手术的，例如血癌（即白血病）就无法进行手术切除。

二、化学疗法

即用化学药物治疗癌症，一般都是指西药抗癌药。这些药物能在癌细胞生长繁殖的不同环节抑制或杀死癌细胞，达到治疗目的。

但现有的化学药物在杀伤癌细胞的同时对正常人体细胞也有损害。因此，进行化疗时往往出现不同程度的副作用，如恶心、呕吐、脱发等。目前，化疗主要用于各种类型的白血病以及用于无法手术而又对放疗不敏感的病人。此外，也用作癌症手术后的辅助疗法，以便杀死散在的或只能在显微镜下才能发现的癌细胞，从而预防癌症的复发。

目前，由于受经济、文化及医疗水平的限制，癌症的早期诊断尚有困难，70%～80%的患者在确诊时已超越了手术根治性切除的范围。同时，相当多的患者因为年迈，心肺功能不佳，不能够耐受手术治疗；手术及放疗后复发转移的患者也多不宜再手术，再放疗。这些患者均需要化学药物治疗，以达到控制肿瘤、延长存活期的目的。从肿瘤生物学行为来讲，癌肿也是一类全身性疾病，最终的解决也应该不是手术、放疗等局部治疗所能达到的。所以，化疗是癌症治疗中最具开发潜力的手段与研究方向之一。随着有效化疗药物的增多，治疗策略上的进展，化疗在癌症综合治疗中的地位日益提高、比重日益加大。

三、普通放射疗法

放疗是用放射线杀死癌细胞以达到治疗目的，也是一种局部治疗手段。其作用有三方面：第一，根治性治疗，适用于放疗敏感性强而手术不能根治切除的肿瘤，如鼻咽癌；第二，辅助性治疗，用于可手术实体瘤病人术前术后治疗，如乳腺癌；第三，姑息性治疗，用于种种原因不能手术的病人或晚期病人与化疗协同治疗，如晚期食管癌。放疗可以有效地杀死癌细胞，可以避免手术造成的组织缺损和畸形。当癌细胞已向周围组织蔓延或转移到别处，手术无法彻底切除，就可以用放疗来杀死癌细胞。与化疗一样，普通放疗也对人体正常细胞造成损伤，所以会产生一系列副作用。目前放疗的各种新技术、新方法在不断地研究和开展中。

四、立体定向放射疗法

无创性立体定向放射疗法是目前世界医学界治疗肿瘤的领先技术，具有疗效好、准确、安全、无创伤、将患者痛苦减低至最小程度的特点。立体定向放射疗法的精确度非常高，人工手术轻微的抖动范围就可达到 3~4 毫米，高于立体定向放射误差的 10 倍以上。普通放疗通过单一平面来治疗肿瘤，放射线剂量达到肿瘤致死量时，势必严重损伤包围肿瘤的正常组织；立体定向放射是将所有放射线集中在肿瘤组织上进行精确治疗，对正常组织的损伤极其微小。另外，立体定向放疗可以避免种植性转移和血液转移。人工手术在肿瘤切割及拿出过程中，很难保证肿瘤组织细胞完全不脱落，容易把肿瘤种植在正常组织上而形成新的肿瘤，这就是医学上常见的种植性转移；另外肿瘤组织细胞也有可能在手术中通过血液转移。立体定向放疗则可避免这样的转移，同时避免手术引起的感染和并发症，以及因开刀给患者带来的痛苦和风险。

五、免疫疗法

患癌症的病人，往往因体内免疫功能低下才造成了癌症发生、发展以至扩散。

免疫疗法的目的就是通过各种手段来提高机体免疫功能，从而达到遏制癌的生长或扩散的目的。提高免疫力的制剂称为免疫增强剂，其中有我们熟悉的卡介苗，还有转移因子、干扰素、免疫核糖核酸等。免疫疗法副作用小，但难以达到根治癌症的目的。因此，通常用它作为手术后和化疗、放疗的辅助治疗，以达到巩固疗效及防止复发的目的。

六、内分泌疗法

内分泌疗法适用于那些发生、发展及治疗与体内激素含量密切相关的癌症，即激素依赖性癌症。这些癌症主要有乳腺癌、前列腺癌、子宫内膜癌及甲状腺癌。其原理是通过服用或注射某种激素对体内激素水平进行调整，达到控制癌生长的目的。例如用雄激素治疗乳腺癌、雌激素治疗前列腺癌、甲状腺素片治疗甲状腺癌等等。内分泌疗法目前仍然作为癌症的辅助治疗手段，不能取代手术、放疗和化疗。

七、导向疗法

导向疗法是一种比较新的治疗癌症的技术。它与一般化疗的不同之处是将杀死癌细胞的化疗药物与一种专门与癌细胞结合的物质结合在一起。用药后，药物绝大部分集中在癌细胞上，化疗药物可以最大限度地杀死癌细胞，对正常细胞影响小，因此疗效高，副作用小。目前已研制出多种针对不同癌症的单克隆抗体，它像激光制导的导弹一样精确地"飞向"癌细胞，携带的弹头就是杀伤癌细胞的药物。

八、冷冻疗法和加温疗法

低温（-40℃以下）和高温（45℃以上）都可以将癌细胞杀死。因此人们开展了用液氮冷冻治疗浅表皮肤癌和某些良性皮肤肿瘤，以及局部加温治疗皮肤癌、四肢癌和膀胱癌。加温方法有短波、超短波、微波及激光等手段。

九、基因疗法

基因是细胞内的遗传物质，化学成分是脱氧核糖核酸（DNA）。不同的基因起着不同的生物学作用，而癌症的发生、发展均与细胞内基因发生变化有关。目前已经发现了两类与癌症直接相关的基因，即原癌基因和抑癌基因。原癌基因的变化会导致肿瘤发生，而抑癌基因的作用是阻止细胞癌变。此外，许多基因与癌症的治疗有关。例如，有些基因可以增强化疗效果，使癌细胞对化疗药物敏感性增

加，在同等剂量化疗药物作用下，杀死更多的癌细胞；还有人将造血生长因子基因导入造血干细胞，以减轻因化疗和放疗造成病人造血功能的损害，因此更有利于对癌症的治疗。然而，癌症的发病机制是极其复杂的，基因治疗技术中的许多环节和问题仍然困扰着科学家。目前绝大部分研究是在实验室里进行的，其效果虽然令人振奋，但应用到癌症患者效果却不十分理想，基因治疗中的许多关键问题尚有待解决。

随着科学技术的发展，肿瘤的治疗出现了很多新方法、新技术，取得了很好的治疗效果，如肿瘤的介入治疗，超声射频治疗肝癌等微创、无创治疗方法等，有的仍在进一步研究中。

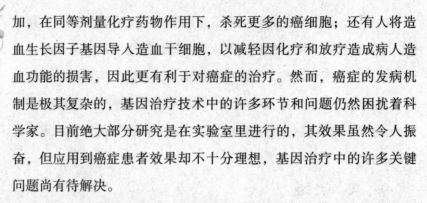

癌症患者在化疗期间如何自我恢复

　　利用药物杀死肿瘤细胞的方法即为化疗，是当今治疗肿瘤的重要手段。但由于目前大部分化疗药物均属于"良莠难分"的细胞毒性药物，在攻击肿瘤的同时也杀死了许多正常细胞，从而引发了一系列不良反应，如：恶心、呕吐、腹泻、血象降低、损害肝肾功能、脱发等。这些毒副作用严重影响了患者的生活质量，甚至使人惧怕而放弃治疗。因此，有经验的肿瘤内科医生会通过调整药物剂量，变换用药时间，给予止吐、止泻，保护心、肝及肾脏的辅助用药把不良反应降到最低，保证治疗计划的顺利实施。而作为抗癌斗争中的共同战友，如果患者和家属们能够多了解一些药物不良反应和在化疗中如何"自强"的知识，必然有助于其在与医生的配合中更明白、更主动，以最小的代价顺利渡过"化疗关"。

　　化疗药物的常见不良反应及其原因是什么呢？

　　（1）消化道反应：最常见者为厌食、恶心、呕吐、腹泻和便秘。这往往是因为化疗药物刺激大脑中的呕吐中枢或损伤胃肠道黏膜，造成其水肿而不能吸收食物营养。因此，在呕吐较重时，宜从食用新鲜米汤、藕汁等和胃食物开始，使胃肠道在吸收营养的同时得以充分休养。继而，随着食欲恢复，逐渐过渡到蛋羹、肉末粥、挂面汤等半流质食物，然后再逐渐恢复正常饮食。如果腹泻持续时间较长，也可在医生指导下食用一些酸奶、山药等食品，可能有助稳定菌群分布、恢复肠道功能。反之，若便秘时间较长，则应多吃一些

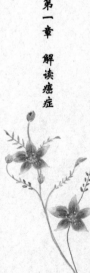

富含纤维素的食物和新鲜水果，如芹菜、香蕉、蜂蜜等，以帮助排便。

（2）血象降低：包括白细胞、红细胞和血小板的降低。这是由于化疗药物损伤了骨髓中的造血干细胞，使之不能增殖为成熟血细胞而致。除使用刺激造血药物外，还可多吃一些红枣、花生、猪肝、菠菜、血豆腐及其他富含蛋白质的食品，或在医生指导下食用一些阿胶、西洋参等。特别需要注意的是，此时患者的免疫功能往往处于低谷，故要特别注意充分休息和不要着凉。

（3）患者若出现心、肝、肾功能损伤及口腔黏膜、皮肤溃疡，这往往需在医生指导下治疗，而非仅靠"食补"即能复原了。

（4）脱发：看似"微不足道"，却也给许多患者（特别是女性）带来了难以言状的苦恼。在用药的同时，可配合食用一些核桃仁、蜂蜜和黑芝麻调成的羹糊，可帮助长出新发。

另外，根据医生的临床经验，也发现了一些肿瘤患者及家属中所流行的一些误解，在此一并加以解释：

（1）得了肿瘤不能化疗，化疗人就会垮掉，死得更快。

其实，早在20世纪80年代，医生们就已针对化疗还是营养支持治疗能为癌症患者带来更多益处的问题进行了数千例的临床研究，并得出结论：有效化疗＋营养支持治疗比单纯营养支持治疗效果更好，生存期更长，生活质量也更高。这就是说，治疗癌症单靠"扶正"不行，必需施行"祛邪"。当然，大多数化疗药物是杀伤肿瘤和正常细胞的"双刃剑"，如使用不当，确实会使人垮掉，死得快。因此，毫不夸张地说，化疗用药是一种专门艺术，需根治肿瘤时应"穷追猛打"，要维持体力时该"细雨和风"，二者缺一不可，机体才能平衡稳定。一个好的肿瘤内科医生必然是一个把握得好平衡、走得好"钢丝"的艺术家，方能在维护好患者自身免疫能力的同时让化疗药物尽其用，最大限度地发挥其治疗作用。

（2）为了增加免疫力，化疗期间就是要多吃，吃不下时也要强吃。

如前所述，化疗药物造成消化道反应的重要原因之一是损伤胃肠道黏膜并造成其水肿而"拒绝接受"食物。这其实是一种机体对胃肠道表皮细胞的"自我保护"反射，如果强行进食，就会使它们不得"休息"，甚至加重损伤。因此，饮食应如上所述，少食多餐，先稀后干，循序渐进，其原则应概括为"吃得下时就吃，吃得下多少就吃多少"。

（3）为了加强自身抵抗力，化疗中一定要加强锻炼，恢复体力。

其实，自身抵抗力的强弱更多地取决于平时的锻炼和体质，化疗后恰恰是免疫系统最薄弱的时期，应该"养精蓄锐、积累正气"，过度消耗体力只会推迟康复，在户外呼吸新鲜空气也要同时注意预防风寒。因此，锻炼身体应根据自己的具体情况循序渐进，不可操之过急。

在整个化疗的进程中，没有合理足够的营养保证，将不能顺利实施治疗计划。因而，无论在医院或在家，饮食护理都不可忽视。归结起来，癌症患者的饮食原则是食用高热量、高维生素、低脂肪的清淡饮食，并注意增加品味，如甜、酸等可刺激食欲的食物，从而来减少化疗所致的恶心、呕吐、食欲不振等症状。

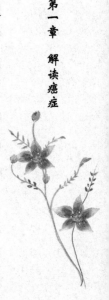

放疗时患者需要了解的事项

放疗虽然大多数时候都被用作辅助治疗，但是对有些疾病的治疗效果还是非常乐观的。同时，放疗也会给患者带来一定的痛苦。因此，在对癌症患者进行放疗时，有以下几点注意事项：

（1）放疗应按照医师的嘱咐按时进行，不可任意增减次数。

（2）进放疗室不能带金属物品如手机、手表、钢笔等，有金属义齿的病人须先行摘除。

（3）照射前按要求摆好体位后，不能移动，一直保持到照射结束。

（4）保护照射野标记，如果标记处不明显或不小心被洗掉，必须有主管医师补画后才能进行放疗，因为体表画线标记是行放疗的定位标志。另外，要选用全棉柔软内衣，及时修剪指甲，保持照射野部位的皮肤清洁，勿用肥皂擦洗，勿自行涂药及搔抓、摩擦、刺激，保持局部皮肤干燥；瘙痒时，切勿用手抓痒，可用滑石粉、痱子粉、炉甘石洗剂以收敛或止痒；皮肤脱屑忌用手剥撕；照射野皮肤禁贴胶布，避免阳光直接照射及强风、热、过冷等刺激，如不用电热毯、热水袋，不剃毛，防止创伤；照射区皮肤禁忌注射，清洁时使用柔软毛巾用温水轻轻沾洗。

（5）头颈部放疗时，应注意口腔卫生，如洁齿、用淡盐水或复方硼酸液漱口等，并先拔出龋齿，待伤口愈合7～10天后方可放疗，因此放疗前均要进行口腔检查。

（6）如有伤口，应在放疗前将切口妥善处理，一般应待其伤口愈合后再进行放疗。

（7）加强营养，补充大量维生素，多食新鲜蔬菜水果；饮食宜清淡并易消化，避免刺激性食物，禁烟、酒。

（8）为了使放疗所致大量肿瘤细胞破裂、死亡而释放的有害物质排出体外以减轻全身放疗反应。放疗后应多喝水，保持每天饮用3000ml，以增加尿量，必要时静脉输液。

（9）放疗期间，可出现全身和局部反应，常有白细胞下降、血小板减少的症状，因此每周应查血常规 1～2 次，低于正常时应遵医嘱停止放疗，预防感冒及感染。

（10）注意休息，每次照射后静卧半小时对预防全身反应有一定的帮助。日常生活中应避免劳累、保持心情舒畅、生活有规律。

（11）加强照射区域的功能锻炼，如头颈部放疗后练习张口、乳腺癌放疗后练习抬臂锻炼等。

放疗也是有疗程可算的，医生会根据不同的患者、不同的病情以及配合治疗的程度制定合适的放疗剂量和疗程。

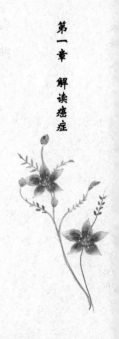

放化疗期间常见的
不良反应及处理办法

在肿瘤治疗开始前，许多人想知道抗癌药、射线引起的不良反应会是怎样的；治疗开始后，产生不良反应的病人想知道如何应付这些不良反应。以下是化疗、放疗中常见的不良反应和处理方法。请记住，并非每个人都会产生下列不良反应，而且反应程度因人而异，不良反应发生与否、反应强弱取决于治疗方案以及患者的机体反应性，患者应随时同医护人员探讨这些问题。

一、化疗期间的不良反应及其处理

1. 恶心、呕吐

化疗药物影响胃或大脑呕吐中枢而使人产生恶心、呕吐，医生会视患者的反应程度给予止吐药缓解症状。患者还可以试试下面一些方法：

（1）不要在进餐时喝过多饮料。

（2）饮料可选用冷冻、清洁、不太甜的果汁。

（3）改一日三餐为少食多餐制。

（4）进食后在椅子上休息，不要平躺超过2小时。

（5）细嚼慢咽有利消化。

（6）穿宽松的衣服。

（7）避免过甜、油腻、烘烤的食物。

（8）当出现恶心感时，缓慢深呼吸，和亲友聊天、听音乐、看电视以分散注意力。

（9）口含冰块、薄荷糖可减轻恶心感。

（10）避免闻强烈的气味，如厨房油烟。

（11）如恶心在化疗中发生，下次化疗前数小时避免进食。

2. 脱发

脱发是化疗的常见不良反应，身体各部位均可发生。医生会告诉患者哪些药物易导致脱发，在治疗停止后毛发常可再生。下列注意事项可能有助于您减轻脱发：

（1）选用温和的洗发水。

（2）避免烫发。

（3）使用较软的梳子。

（4）将头发剪短，会减轻脱发的影响。

（5）低温吹干头发。

（6）脱发发生后使用遮阳帽避免阳光照射。

（7）避免用卷发器定型。

（8）使用假发套。

3. 乏力、贫血

化疗可抑制骨髓产生红细胞的能力，并造成组织缺氧，导致贫血，贫血会使患者感到虚弱、疲劳、头晕或气急。医生在化疗期间会检测患者的血球计数，过低的话会适当输血。患者也可以采取以下措施减轻症状：

（1）争取足够的休息。

（2）饮食均衡。

（3）减少活动。

（4）从坐姿、卧姿站起时，动作尽量慢，可减轻头晕。

（5）要求亲友帮助您完成一些事务。

4. 感染

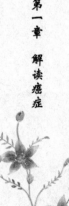

许多抗癌药影响骨髓造血功能，使白细胞减少，易导致全身各部位的感染，如口腔、皮肤、肺、尿路、肠道和生殖道的感染。化疗时医生会定期检测患者的血象，并给患者注射集落刺激因子，以防止白细胞下降过低。当白细胞低于正常时，以下注意事项对预防感染非常重要：

（1）保持皮肤清洁、润滑，避免损伤、干裂。

（2）避免同患感冒、麻疹的人，以及刚进行传染病疫苗接种的小孩接触。

（3）皮肤一旦有损伤，应立即用温水等清洗。

（4）有体温升高、恶寒、盗汗、腹泻、尿急尿痛等症状时，立即向医生汇报。

（5）不要自行服用退热药物。

5. 凝血障碍

由于抗癌药抑制骨髓，引起血小板减少，容易出现皮下淤斑、出血点、血尿、黑便等情况。医生会测定患者的血象，如血小板计数过低，会给其输血。当血小板计数低于正常时，患者应注意：

（1）谨慎用药，因许多药物干扰血小板功能，如阿司匹林等。

（2）不喝含酒精的饮料。

（3）避免从事激烈的对抗性运动。

（4）生活中避免皮肤、黏膜的划伤、烫伤。

6. 腹泻

化疗影响肠黏膜细胞可导致腹泻，严重时医生会使用一些止泻剂，患者可以尝试下列方法控制腹泻：

（1）少食多餐，避免食用高纤维素食物，不喝咖啡、茶、酒，当奶制品使腹泻加重时也应停用。

（2）补充含钾盐的食物，如香蕉、橙子、土豆等。

（3）多喝液体，补充机体丢失的水分。

（4）腹泻非常严重时，应予静脉输液。

7. 便秘

可因化疗直接引起，也可能是化疗后病人活动减少，饮食结构不合理造成，医生会视情况给予导泻剂或通便药物。为减轻便秘，患者还应该注意：

（1）多喝饮料，使粪便松软。

（2）多吃高纤维素食物。

（3）适量活动。

8. 周围神经病变

可出现手足瘙痒、麻木、乏力、烧灼感，或步行不稳、持物困难、听觉丧失等情况。应注意避免抓锋利、高温物体，上下楼梯应使用手杖，不穿容易滑倒的鞋子。

9. 皮肤、指甲的反应

大多数情况下，这类反应是轻微的，一些皮肤反应如瘙痒、干燥、疖子等只需要对症处理。若发生以下两种情况要立即报告医护人员：

（1）静脉化疗时，药液渗入皮下，可能导致严重的组织坏死，应及时处理。

（2）化疗时突然发生的严重皮肤瘙痒、皮疹，伴有呼吸困难，意味患者可能产生了过敏反应，应及时治疗。

10. 肾脏、膀胱反应

一些抗癌药可刺激膀胱或对肾脏产生暂时或永久性损害，表现为尿痛、尿急、尿频、血尿、发热、寒战等。一般而言，在化疗期间喝大量液体利尿总是有益的。

11. 液体潴留

一般是由治疗期间药物或癌症引起的内分泌紊乱所致。当患者发现手、足、面部、腹部浮肿，应让医生检查，并避免高钠盐饮食，

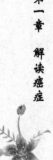

情况严重时，医生会给其使用利尿药物。

12. 对生育的影响

在男子方面，化疗可导致精子受到杀伤，引起不育。另外，化疗期间应节育，以免抗癌药对生殖细胞 DNA 产生损伤。对妇女而言，抗癌药会损伤卵巢，影响其产生激素，造成月经紊乱、闭经，伴有绝经综合征；同样，化疗可导致妇女不育。当然，化疗期间也有怀孕可能，医生建议化疗期间要避孕，因为许多抗癌药有致畸作用。

二、放疗的不良反应及其处理

放疗可引起的一些不良反应与化疗相似，如乏力、血象降低、脱发、活动受限、情绪低落、厌食等情况，处理方法可借鉴上一部分。放疗还可产生其特有的不良反应：

1. 皮肤反应

干性的反应：局部皮肤发红，皮肤非常干燥，有明显瘙痒和不适。只需一般的对症处理。

湿性反应：易发生在皮肤皱褶处，皮肤有湿性渗出，伴疼痛，防治措施如下：

（1）避免使用肥皂、润肤品、化妆品、香水、扑粉。

（2）穿宽松、柔软的衣服。

（3）温水沐浴。

（4）避免反应区皮肤受到日照。

2. 头颈部放疗后的反应

头颈部放疗后如出现口干、吞咽困难、张口困难、耳痛等表现，要做出如下处理：

（1）张口练习，防止下颌关节僵硬。

（2）避免辛辣、粗糙食物，不吸烟、喝酒。

（3）经常以正确方法清洁口腔、牙齿。

癌症患者定期复查的必要性

随着肿瘤诊断和治疗水平的提高，肿瘤并不像原来那么可怕，不少患者早期发现，及时手术，又经过规范的化疗和放疗，病情被控制，进入稳定期。许多病人这时候陷入迷惘，有些病人表现得非常紧张，无端怀疑肿瘤复发，经常做各种检查；也有些人相反，认为万事大吉，再也不愿去医院，待出现了复发或转移，才后悔不迭。那么，在治疗结束后的日子里，我们应该怎样做，才能既不过分紧张，也不耽误病情呢？在检查中应该复查哪些项目才能既不漏查，又不浪费呢？

一、肿瘤病人为什么要定期复查

1. 肿瘤是一种全身性疾病，局部的肿瘤通过手术或放疗后，并不代表着一劳永逸地解决了全部问题。因为初次治疗时其他部位可能已潜伏着未被发现的癌灶，当原发肿瘤被消除后，这些部位的癌灶会趁机生长出来。

2. 原发灶也有复发的可能性。只有定期复查，及时发现这些转移或复发的肿瘤，才谈得上积极的治疗。有些病人可能认为，既然肿瘤已经复发或转移，查出来也治不好，不如听天由命。这是一种十分错误的想法，因为复发或转移灶若能及时处理，大多数仍可望收到良好的疗效。

3. 现有的抗肿瘤治疗方法，不管是手术、放疗还是化疗，都有

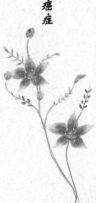

一定的副作用。由这些副作用产生的并发症，不一定在治疗当时即表现出来，若不经常随访及时发现和处理，同样会严重影响人体健康。

4. 许多肿瘤需要分阶段、多疗程、各种治疗手段综合运用，才能收到最佳效果。例如，乳腺癌病人术后，一般还得接受辅助化疗或放疗、内分泌治疗。对于这样一类病人，定期复查，并按计划给予治疗，其重要性不言而喻。

同样的肿瘤，同样的治疗，一些病人获得成功，另一些病人却失败了。只有通过对所有曾接受治疗的病人进行跟踪观察，才能比较各种治疗方案的优劣，分析研究其得失。因此，肿瘤病人接受医生的随访，本身也是对医学科学的一种贡献。

二、多长时间复查合适

各种肿瘤的生长速度不一样，所以，复查的间隔也不同。生长速度快的肿瘤，比如小细胞肺癌、各种低分化癌、恶性淋巴瘤，有可能1个月就会有较大变化，在高危期可能每个月都需要复查1次。生长速度慢的肿瘤，如甲状腺癌、各种高分化癌，生长周期长，3~6个月复查1次即可。

复查的时间还与手术和治疗的时间有关，一般随着手术时间的延长而延长。比如美国NCCN指南规定，头颈部癌术后1年内，每1~3个月复查1次，2年后每2~4个月复查1次，3~5年每4~6个月复查1次，5年后每6~12个月复查1次。肺癌的恶性程度高，因此，肺癌病人1年内的复查需要更紧密。一般认为，肿瘤病人术后5年如果没有复发就比较安全，复发的危险下降，复查间期可以延长。多数实体肿瘤，如肺癌、食道癌、胃癌、肠癌、胰腺癌等，术后2年内每3个月复查1次，2~5年每4~6个月复查1次，5年以后每6~12个月复查1次。但是有些肿瘤特殊，比如乳腺癌的复发高峰是术后 3~4 年，因此，一般主张乳腺癌病人术后 5 年内每 3~6 个月复查 1 次。

严格讲，肿瘤病人有生之年，都应该做定期复查。临床上，手术后 10 年，甚至 17 年后复发的情况也有。这些经验都是经过很多年对很多病例的观察得来的，随着经验的积累还会有变化。

三、应该复查什么项目

1. 肿瘤部位应该做 CT。肺癌、食道癌应该做胸部 CT，胃癌、肠癌、胰腺癌、肾癌做腹部 CT。

2. 容易发生转移的部位不定期做 CT。如肺癌容易发生肝转移，所以除了做胸部 CT，还要做腹部 B 超，必要时做腹部 CT。

3. 手术前应该做骨扫描，容易发生骨转移的病，如乳腺癌、肺癌、甲状腺癌、肾癌，每半年做 1 次骨扫描。骨扫描比 X 线片敏感，能在骨破坏的早期被发现。

4. 查肿瘤标记物。不同的肿瘤有相对敏感的肿瘤标记物，如 AFP（甲胎蛋白）对肝癌有特殊意义，CEA（癌胚抗原）对肺癌和胃肠癌有意义，NSE（神经元特异性烯醇化酶）对小细胞肺癌比较准确，CA125（癌抗原 125）对卵巢癌敏感，PSA（前列腺特异性抗原）对前列腺癌敏感。肿瘤标记物不是 100% 准确，需要动态观察，如果有肿瘤时标记物高，手术后标记物下降，那么这种标记物对这个患者有意义，以后可以根据这种标记物的变化监测病情的变化。

5. 便常规、尿常规。胃肠癌应经常查便常规，少量的出血可以从大便中发现。尿常规是泌尿系肿瘤必查的项目。

6. 胃镜、肠镜。食道癌、胃癌、肠癌病人至少每年做 1 次胃镜或肠镜，如果发现肠息肉，则需要缩短做肠镜时间，因为有些人的息肉生长速度快，不及时发现会发生恶变。

7. 血常规。胃肠道病人如果出血，会发现血色素下降；淋巴瘤

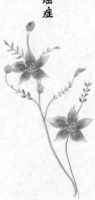

复发会发现白细胞异常增高；骨髓侵犯时，会出现全部血象异常。

8. 肝肾功。GGT（转肽酶）升高往往提示肝转移；胆红素异常意味着胆汁的排泄发生问题，注意查肝脏、胆囊、胰腺；蛋白低注意查肝脏或肾脏。尤其是化疗后曾经出现过肝、肾功异常的患者，应引起特别注意。

9. 体格检查。如体重，不明原因的体重下降，往往意味着肿瘤的复发。浅表淋巴结也可以在复查时检查。

10. 脑 CT、MRI。容易发生脑转移的病人，如小细胞肺癌，应每半年至 1 年查 1 次脑 CT 或 MRI，脑 MRI 比 CT 更适合发现小转移灶。

四、特殊情况的检查

病人在随访过程中，如果出现下列症状之一，应当立即去找医生进行相关检查：

（1）持续的疼痛，尤其总是在同一部位出现时更要注意。

（2）肿块和肿胀。

（3）难以解释的恶心、呕吐、食欲不振、腹泻、便秘。

（4）不明原因的体重下降。

（5）持续的发热或咳嗽。

（6）异乎寻常的皮疹或出血。

（7）医生或护士曾提醒过的任何征象。

癌症是一个需要长期追踪观察治疗的疾病，在癌症治疗后应该长期与医生保持联系，定期去医院复查。当病人和家属接到医院的随访电话或信件时，应尽量按追访的要求去做，这样才能及时早期发现是否有复发或转移，是否有其他并发症和后遗症，争取得到有效的治疗。

中医治疗癌症有独特优势

癌症的起因首先是人体内阴阳平衡失调，组织细胞在不同的致癌因素的长期作用下，由细胞突变而引起的，它主要表现在组织细胞异常和过度的增生。其实癌组织也是人体的一部分，只有在人体阴阳平衡失调、五行生克乘侮发生变化的前提下，人体的免疫监控系统才会对其失去监控，任其发展。久而久之，癌细胞日益增殖，肿瘤队伍日益壮大，最后侵蚀周围正常组织，消耗大量能量和营养，影响人体的正常生理代谢，造成机体逐渐衰竭，最终导致死亡。

中医治疗肿瘤癌症以中医整体辩证理论为基础，结合针灸理论、癌康诱导理论、免疫抗癌理论、物理医学理论而产生的，它是一种抗癌、保命与治本相结合的治疗方法，是以改善肿瘤间质细胞功能而抗癌（即：使本来对肿瘤间质细胞起支持和营养作用的肿瘤间质转变成对肿瘤实质细胞起拮抗和抑制作用的间质细胞，癌细胞失去生存环境而灭亡）；以调理气血、调整阴阳平衡、维持正常生命体征而保命；以培补正气、产生抗体、清理"毒源"而治本。

目前，对于癌症的治疗，西医主要采取手术、放疗、化疗、免疫疗法等，中医治疗可与手术、放疗、化疗、免疫疗法配合进行，也可单独采用。

手术治疗癌症，只能切除已生成的肿瘤，却无法消灭癌症形成的原因，解决不了癌症手术后复发、扩散、转移的难题。而且手术会造成患者机体组织的损伤和气血损耗，使患者体质虚弱，容易导

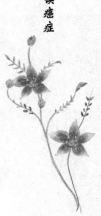

第一章 解读癌症

致癌症的复发、癌细胞的扩散和转移。手术治疗后如能及时配合中医治疗，扶正固本，改善患者的饮食与睡眠状况，增强患者的体质，那么对防止癌症的复发和转移将会大有益处。

化疗是非手术治疗癌症的常用方法之一，但它存在着"敌我不分"（癌细胞和正常细胞一起被杀死）、有效剂量和中毒剂量非常接近（药量少了不起作用，药量多了又容易出现毒性反应）、毒副作用等严重不足，其中以消化功能受损和骨髓造血功能受抑制等反应最为明显，往往使癌症患者因反应严重而难以接受化疗或不能坚持完成整个疗程。倘若在化疗的同时或在化疗后配合健脾和胃、益气生血、补益肝肾等中医治疗，则可以较好地缓解化疗反应，有助于化疗地顺利进行，有些中药（如丹参、灵芝、三七等）甚至还可以提高化疗的疗效。

放疗也存在着明显的放疗反应，使许多病人不得不中断放疗。如果在放疗期间及放疗后配合补益气血等中医治疗，对增加白细胞的数量、增强免疫功能均有较好的效果，从而保证放疗顺利进行。

中医治疗癌症虽然在提高生存率、改善生存质量方面有其长处，但也不应排斥西医的治疗，西医治癌自然也不应排斥中医，两者各有其优点，可以互相取长补短。

中医治癌的最关键的理论是"治癌必求于本"，这个"本"包括患癌的原因、病后的气血盛衰、脏腑功能的阴阳虚实等，而要了解这些情况，就必须依靠医生的仔细观察、询问和检查。因此，癌症患者若听信某些广告的宣传，擅自购买抗癌药物服用，就是对自己不负责任。

癌症的病因复杂、种类繁多，不同的癌症具有不同的症状和体征。若采用中医治癌，则应遵循中医辨证施治的原则，根据患者的症状、体征、所采用的西医治疗手段、不同的治疗阶段以及患者的体质情况等进行综合分析，再提出相应的治疗方案。

那种企图以一个固定不变的药方包治癌症全过程的做法，显然是不科学的；而那种不见病人，仅凭西医的诊断结果就开中药处方的做法更是极不负责任的。由此可见，某些宣称仅凭一个治癌"秘方"或一种成药就能治愈癌症的广告，恐怕只是一个美丽的圈套！

大量的研究和临床实践表明，中医治疗的确有一定的效果，有时甚至会创造出奇迹，但在治疗过程中应紧密结合西医，中西医互补，采用多种方法治疗。癌症患者应相信科学，接受正规的治疗，不要迷信各种广告宣传，要对自己的生命和健康负责！

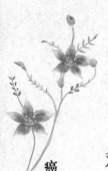

对癌症病人需要保密病情吗

　　癌症近年来的发病率不断上升，死亡率也仅次于心血管疾病，谈癌色变也是人们的一种同病。一旦发现罹患癌症，应该对病人保密病情吗？可能很多家属都会这么去做，但这样做是正确的吗？

　　如果被确诊为癌症，家属或亲友考虑其接受不了这一突然而来的打击，往往要对他保密。最常见的措施之一，就是避免让他去肿瘤专科医院或肿瘤专业医生处接受治疗，而将其送至综合性医院求治。岂不知癌症不同于其他疾病，首次治疗正确与否，常对其预后具有决定性意义。在日常的医疗工作中，不乏因首次治疗不当致使癌症复发，导致治疗失败而遗恨终生的案例。

　　实行保密性措施后，绝大多数患者都表现为随着病情的加重和恶化而产生怀疑、猜测，对现行医疗措施感到不满、失望，甚至把上述情绪转移到周围的医护人员和家属身上，进而发展为不合作甚至拒绝治疗。医患之间因为保密而失去开诚布公的交流，影响信赖关系的建立，患者有一种被欺骗的感觉。医护人员则无法捕捉患者的心理变化，不能进行有针对性的心理治疗。

　　实际上让患者知道真相，很多患者不仅没有意志消沉，反而激发了与癌症抗争的信心与斗志。其实我们常常低估了一个人的心理承受能力，只要医务人员和家属都具有良好的应对能力，选择最佳时机和方式告知患者，很多人都能从恐惧和悲伤中解脱出来，稳定情绪，接受事实，然后积极参与到医疗中，配合治疗和护理，克服治疗带来的不适，从而提高疗效，延长生存期。患者知道实情后，还可很好地安排所剩时间，处理好工作和生活，做一些力所能及的事情，提高生活质量。

那么，肿瘤患者需要的到底是怎样的心理支持呢？

（1）纠正"癌症＝死亡"的错误观念：正是这种观念造成了病人的情绪反应。在医学发展的今天，不少肿瘤都是可以治愈的，还有更多的患者可以带病生存，从内心接受这样的一个看法可以减轻肿瘤带给病人的严重的、消极的情绪反应。

（2）直接面对癌症：承认癌症，接受医生的建议去专科医院接受规范的治疗，不要错过治疗时间，以取得好的治疗效果。

（3）做好长期和肿瘤做斗争的准备：肿瘤的治疗不是切除了就没有了，它的病程是缓慢的，所以要做好长期与肿瘤共同生存的准备。

（4）注意治疗过程中的毒、副作用：如恶心、呕吐、脱发等，这常常造成病人的痛苦体验，而颜面、乳腺等特殊部位的肿瘤由于影响外貌、性特征等，可引发特别的心理问题。

（5）参加抗癌俱乐部：会员之间可以互相给予情绪和心理支持。在抗癌俱乐部与患者进行"话疗"，现身说法地告诉其他患者，即使得了肿瘤，一样可以决定我们的生活方式和生活质量。

另外，据研究显示，有以下一些心理行为的癌症病人，平均生存期明显延长：

（1）能始终抱有希望和信心。

（2）能及时表达或发泄自己的负性情感。

（3）能积极开展有意义的和有快乐感的活动。

（4）能与周围人保持密切联系。

相反，消极的心理行为反应则加速癌症的恶化过程。因此，对

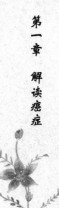

于癌症病人的病情，最好还是做好思想工作，消除患者的恐癌心理，增大战胜癌症的信心，并且要调动病人的积极性，使病人主动配合医生接受各种治疗，取得良好的治疗效果。

家属在癌症患者的康复期应该做什么

　　癌症患者的家属在病人的康复过程中，可以起很大的作用，家属可以要求病人改变对疾病的看法，要求他接受自我想象力，要求他运动，引导他积极配合医生治疗，帮助他建立自信心，重新鼓起生活的勇气。因此，我们鼓励家属与患者经常地进行思想与感情的沟通。

一、与患者相互沟通，共渡难关

　　一听说自己的亲人身患癌症，你可能孕育着各式各样的情绪：焦急、痛苦、害怕等。不管有怎样的感受，你都必须承认这个现实，这时应力求找出对你所钟爱的人最有利的态度，与病人互相坦诚沟通。病人渴望表达他的内心感受，你和所有的家庭成员必须准备好聆听，即使你非常不愿意听，也要勉强自己做到。病人知道自己患有癌症后，可能悲伤得不能自制，为自己不久于人世而悲痛。家属应当知道，这种悲伤与难过是很正常的反应，家人一定要表现出和病人共渡难关的意愿。除非病人要求独处，否则要尽量地陪伴他、抚慰他。

二、聆听倾诉，反应要适当

　　当病人在情绪上异常混乱时，家属一般都会急迫地想帮助他。如果是这样的话，最好是问一下病人："有什么事想让我做吗？"然后仔细聆听。这个时候最容易引起误会，应设法听清病人要求中的

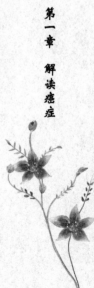

真正含义是什么。有时病人在自我怜悯，他可能会说"别管我，反正我已经是这样了"等，由于他带有情绪，又讲得含糊不清，你可以根据自己的理解去问他"你真的希望我不管你"或"我还没有明白你的意思，你让我走还是留在你身边"。这样做，你可以确切地肯定你是否真正地理解了他的意图，病人也会知道你对他的要求，是否真正地理解。有时你会听到不可能做到的要求，有时病人淤积的情绪会爆发出来，你也不必一味地忍受，你可以试着讲这种话："到了这种地步，我也明白你一定觉得难过，非常气恼，你情绪不好的严重程度，我到现在才知道，不过你这样待人，我可真的吃不消了。"这样说，表明你接受了病人的感觉，他会觉得你理解他的表现，同时也坦诚地表达了你自己的感受。至于对于那些无法做到的要求，要注意尽力维护你自己的心灵不受损伤。对于无道理的要求，你可以只道出你的能力极限，"要我做什么都行，你说的我正好做不来，请你再说一点别的事，看看我能否办到。"这样说，表明你依然爱着病人，又明确指出了你能做到和愿意去做的能力极限。

有的病人要求的内容可能会让家属牺牲他们的时间和精力才能做到，这往往也可以通过小心的沟通，于双方充分明白病人的要求内容后获得解决。癌症病人一般是十分清醒与通情达理的。须记住的一点是：和病人相处，你是倾听者，切不可因为你自己的焦急而抢着表达。病人在病中本来就充满着许多追忆和自省，有时候相对无言是很自然的事。如果你相对无言而处之泰然，就毋需强迫自己谈话。只有当真有话说时再倾心相对，要允许对方和你有不同的感受，并让对方有真诚表达内心感受的机会，又允许他自己沉默。

三、鼓励病人树立责任感，积极参与康复活动

家属在尽量支持病人、爱护病人的同时，应积极让病人对其自身的健康负责任，让他能主动地参与自己的康复活动。因此，在照

顾病人时，要把他看成是有能力承担责任的人，而不能将他看成毫无自救能力的人。为此，我们的建议是：

1. 对病人不能事事代劳

"一切包办"看起来似乎"关怀备至"、"体贴入微"，其实会促使病人更加柔弱以及令其有"无力感"。病人需要对自己身心健康负起责任来。事实上，再也没有比剥夺病人这种需要更容易摧毁他了。许多病人可能主诉疼痛、乏力，以前能轻易做的事可能做不来了，这时家人可能会尽量地设法帮助他，替他做这做那，包括病人想到的和未曾想到的，甚至连病人能做的也全部揽下来。实质上这种帮助方式正好孤立了病人，解除了他与疾病做斗争的最基本武器。有时候，为了不给病人增加心事，不告诉他家中所发生的一切。这样做并不好，病人在这个关键时刻，需要加强参与，不可将他孤立起来。当然可以多一点"报喜不报忧"，来一些征求他看法的决策等，这样他的求生欲望便可更高涨。

2. 鼓励病人积极参与康复活动

为了更快、更有效地恢复健康，主张病人"将自己的命运掌握在自己手里"。要再次强调的是，在鼓励病人去做力所能及之事的同时，对于他不依靠别人的生活自理行动，要予以爱护、支持和鼓励，不要只在他身体虚弱时才这样对待他。如果对病人所有的关心、爱护是出于他身体的虚弱，那么，疾病就会成为他的支柱，造成他的颓废，从而就不能激励他恢复健康。

下面这些建议，或许可指导你如何适当地帮助一个癌症病人：

（1）鼓励病人自己照顾自己。病人应该被允许自己料理一些事情，家属应该鼓励病人坚强的表现。

（2）病人的身体看上去较好时，要及时告诉他，让他知道你也为他高兴。

（3）和病人一起从事一些与治疗无关的活动，让他分散对疾病

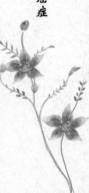

第一章 解读癌症

的注意，同时让他觉得他有能力从事治疗以外的活动，从而增强活下去的信心。

（4）病人病情好转时，也要常常有人陪伴。喜欢别人的关怀是人的天性，即使他的病情好转，家属的关怀与支持仍须继续下去。

癌症患者在认识上的误区

癌症患者在生病以后，常常会出现一些认识上的误区，现归纳总结如下：

误区1：有绝对的防癌食品或保健品

平时我们常常可以看到这样的宣传："多食维生素 C 可以防癌"、"少吃脂肪可防癌"等等，给大家造成的印象是，只要平时多吃或少吃这类营养素就可以高枕无忧了。而科学研究也显示，癌症的发病与缺乏某些营养有关。但在这里我们要说，患者切不可说某种食品防癌而只食用这种食品，这种做法的效果是难以肯定的。因为预防癌症主要是强调膳食结构，而不是个别营养素的摄入。可以肯定，根本不存在什么绝对的防癌食品或保健品。

误区2：肿瘤不能预防

产生这样的认识，可能与癌症发病的多样复杂性有关。比如不吸烟的人也会得肺癌，非常乐观的人也会得癌症，任何人不论他多小心，差不多都有可能得癌症。肿瘤已被证明是一种受环境影响很大的疾病，其发生与饮食结构、生活习惯、环境污染等密切相关。但研究证明，至少有 1/3 的癌症可以通过预防而阻止其发生。预防恶性肿瘤最重要的是：合理膳食、戒烟限酒、适量运动、保持心态平衡。

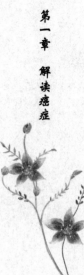

误区 3：是癌治不好，查出来也没用

因为有这种认识的人还相当普遍，所以轻视早期检查的事例也随处可见。这些人对癌症是一知半解，总是以为癌症是绝症，害怕被查出来癌症后精神无法忍受，以致讳疾忌查，错失了早期发现的机会，从而失去最佳治疗时间。从癌细胞形成到成为明显的癌块，一般前后需要几年甚至几十年的时间，在这么漫长的时间里很有可能被各种检查察觉到，也就完全有机会在早期阶段将其扼杀在"萌芽"状态。

误区 4：是癌治不好，治好不是癌

当今社会上流传一些有关癌症治疗的顺口溜，颇能反映人们对癌症治疗的态度，像什么"十个癌症九个埋，剩下一个不是癌""十个癌症九个死，剩下一个是误诊等"。应该说，这些已经落后于时代的发展了。

癌症不好治，但不等于治不好。医学界现已将癌症定性为是可防可治的多发常见病，它确实不好治，尤其到了中晚期。但如果及早发现，及早治疗，大部分肿瘤可以根治。因为现在有无数事例证明，癌症是可治之症。世界各地都有大量的癌症康复者，他们完全像普通人一样，活得幸福、潇洒，这方面的例子多不胜举。

在这种"是癌治不好，治好不是癌"观念的支配下，很多患者在确诊为癌症后选择了放弃治疗。他们认为，癌症等于死亡，即使有好的医院和好的医生也只是治得了病，救不了命，于是便放弃治疗。

其实，恶性肿瘤并非不治之症，至少有 13 种恶性肿瘤在早期经过手术、放疗、化疗、中医药等正规治疗后可以治愈，还有 10 种左右的恶性肿瘤经过治疗后可以长期存活。因而，患癌症后患者及其家属首先应该了解有关知识及目前的治疗方法和水平，要有战胜病

魔的信心，不要轻易放弃治疗。

误区 5：癌症患者可以为所欲为

癌症是难治之症，一旦有人患了癌症，不但会给自己，还会给家人、朋友带来巨大的精神压力。在这种压力下，患者家属往往认为，反正患者来日无多了，他就想怎么样就怎么样吧。于是，想吃什么就吃什么吧，想不动就不动吧，等等，患者本人也会有类似的想法而放纵自己，但这种态度显然是有害的。

如果让患者想抽烟就抽，想喝酒就喝，想吃什么尽量满足等等，正是害了他们。很可能他们的病就是长期不良的生活方式造成的，在这种情况下再放纵其不良嗜好，非常不利于疾病的治疗和身体的康复，也容易导致营养不均衡和精神心理上的障碍。

实际上，鼓励、监督患者改变不良的生活方式和饮食习惯，让癌症患者进行适当的运动和锻炼，循序渐进增强体质、对抗疾病，鼓励他们适当参加社会活动，有益于他们的康复。当前，有效的综合治疗完全能够大大延长中晚期癌症患者的生存时间，提高其生活质量，并能使其恢复一定的工作能力。在各地，到处都能看到众多的"抗癌明星"和"抗癌俱乐部"成员幸福愉快地生活，有的人甚至比患病前取得了更大的成绩，这就是最有力的证明。

误区 6：关怀过度或关怀方式不当

亲人的关怀、照顾和鼓励是癌症患者与病魔进行斗争的勇气和源泉，但我们需要注意的是这种关怀与照顾必须适度，必须以有利于患者康复为目标，必须以患者能够接受的方式进行。有时候关怀、照顾过度或者关怀方式欠妥，往往会带来相反的结果，对患者有害无益。那么，关怀过度或关怀方式不当表现在哪些方面呢？

首先，关怀、照顾过于无微不至，甚至连挤牙膏、拧毛巾这些小事都包办，生怕累着患者。这样极易使患者认为自己是一个废人，

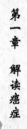
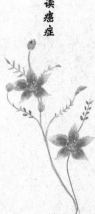

第一章　解读癌症

自己的存在只能给社会和家庭带来负担和麻烦，从而丧失生活的信心。另一方面，有些患者经过放化疗等治疗后体力较差，往往会对别人的帮助产生依赖心理，放弃活动和锻炼的机会。

第二，在探视患者时在其面前表现出明显的怜悯与同情，甚至和患者一起掉眼泪，与其交谈时则小心翼翼，目光不敢对视，顾左右而言他。这些都会使患者感到悲伤、孤独和压抑，由此产生悲观失望的情绪。

第三，过于频繁的探视。有时可以看到一位癌症患者住院后，家人、亲戚、朋友、同事、老同学纷纷前来探视。这会影响患者休息，同时会给患者心理造成很大压力，认为自己剩下的时间不多了。

第四，隔断患者与社会的联系，如过于严格地限制别人探视，限制患者看书学习，甚至禁止读报纸、看电视、缩小活动范围等等。这样做的后果是使患者的孤独感更加强烈，甚至会产生被社会遗弃的感觉，也不利于患者转移注意力，缓解精神上的压力。

误区 7：加强营养就是让肿瘤生长的更快

常常听到这样一种说法，如果给癌症患者增加营养会助长癌细胞的生长、扩散，增加转移的机会，好像加强营养就等于让肿瘤细胞进补一样。于是，许多家属在患者抗肿瘤治疗期间非常刻意地限制患者的营养。应该说，这是一种非常片面的看法，也是没有任何科学依据的，这样做也是非常有害的。因为到目前为止，还没有发现哪一种营养只补肿瘤而不补人体。相反，许多研究发现，许多食物营养都有增强机体免疫功能的作用，对细胞免疫、体液免疫均有促进作用，并可提高化疗、放疗的疗效和减轻副作用。所以国内外都运用补充营养法治疗肿瘤，达到遏制肿瘤生长和扩散的目的。

癌症患者同正常人一样，如不增加营养就会造成营养不良，降低机体的免疫力，严重影响患者的康复。相反，增加营养能改善机体的营养不良状况，提高机体的免疫力，使机体的抗癌能力得以提高。所以癌症患者在治疗期间，配合高营养是有好处的。营养疗法使机体受益大于肿瘤受益，国外已将营养疗法作为整个抗癌计划的一个重要组成部分，这一点尤其应该让患者家属知道。

第一章 解读癌症

亚健康人群易被肿瘤"偷袭"

现代生活节奏越来越快，竞争日益激烈，随之而来的工作强度和压力也在逐步加大。在这样的社会环境下，许多人为了适应这种快节奏，需要经常加班加点地工作，后果是或造成饮食不规律，或过度透支身体，或疲于参加各种社交应酬，或在情感上连续受挫，最终导致身心健康受到严重影响，以致身体出现了程度不等的亚健康状况。有权威调查显示，我国处于"亚健康状态"者占65%左右，并呈逐步上升态势。

白领"亚健康状态"明显

世界卫生组织将机体无器质性病变，但是有一些功能改变的状态称为"第三状态"，我国称为"亚健康状态"。亚健康现在还没有明确的医学指标来诊断，因此易被人们所忽视。一般来说，如果你没有什么明显的病症，但又长时间处于以下的一种或几种状态中，请注意亚健康已向你发出警报了：失眠、乏力、无食欲、易疲劳、心悸、抵抗力差、易激怒、经常性感冒或口腔溃疡、便秘等等。

近日一份针对全国十余个省市五万多名居民的调查显示：目前我国白领的健康状况不容乐观。超过四成受访者觉得自己处于亚健康状态；仅有12.35%的人认为自己身体很健康。疲劳、睡眠质量差、记忆力下降、腰痛等，是白领人群最常见的亚健康症状。

长期高压状态下患癌机会大增

亚健康是大多数慢性非传染性疾病的疾病前状态，大多数恶性肿瘤、心脑血管疾病和糖尿病等均是从亚健康人群转入的。有专家提醒说，肺癌、胃癌、食管癌、肝癌、肠癌、乳腺癌、淋巴癌等这些依次都是我国发病率靠前的肿瘤类别，虽然他们发病机制都有不同，但研究后专家都公认的一点是：长期处于高压精神状态的人患癌机会会大增。

焦虑、紧张、睡不好让都市"亚健康"人群更容易被肿瘤偷袭，因为心情、情绪不好直接影响人体免疫功能，而免疫监测失调就可能忽视肿瘤细胞的迅速扩张。

因此，要想健康幸免于难，人们最好从日常生活预防开始，要自己安排好时间，做到劳逸结合，在办公室、家里随时都可适量运动，如慢跑、活络四肢、深呼吸、跳绳等，有条件的登山、上下班可步行一两站路，双休日可举家出游。另外，要正常饮食，按时就餐，合理进行食物的营养搭配。

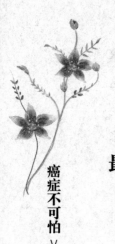

最迷惑人的癌症前兆

癌症早期症状具有很强的欺骗性，有些甚至会被误认为其他疾病，从而耽误治疗，抱憾终生。现在，人们总结盘点出"癌症的14大症状"，以提醒人们注意：

1. 体重莫名骤减。体重在几个月中明显降低，而且原因不明，应注意是否患有胰腺癌、胃癌、食道癌或肺癌。

2. 发烧。几乎所有的癌症患者在发病及治疗的某段时间，会因为免疫系统受影响而发烧，一些癌症还伴有疲劳等症状。

3. 疼痛。大多数情况下，疼痛是癌症扩散的一大症状。不过，骨癌和睾丸癌早期就会发生疼痛。

4. 皮肤异常变化。如果黑痣发生外形、边界和颜色的异常变化以及皮肤新损伤，那么应当心皮肤癌。口嚼烟叶、吸烟或酗酒者皮肤伤口更可能难以愈合。

5. 大便习惯改变或膀胱功能失常。便秘或腹泻频繁，尿血、尿痛或膀胱功能失常等，都可能预示患有肠癌或膀胱癌等。

6. 口腔出现白色斑块，或者舌头出现白点。黏膜白斑病久拖不治，容易发展为口腔癌。

7. 异常出血或分泌物异常。痰中带血应当心肺癌；大便带血要当心直肠癌或结肠癌；子宫颈癌或子宫内膜异位会导致阴道异常出血；尿血可能是膀胱癌或肾癌的一大症状；乳头分泌物带血则可能是乳腺癌的信号。

8. 乳房或身体其他部位出现增生或包块。这些症状也可能是其他原因所致，而非癌症，需要上医院检查确诊。

9. 消化不良或吞咽困难。这些症状与胃癌和食管癌有关联，早发现早治疗有助于防止病情进一步发展。

10. 咳嗽不停或声音嘶哑。这是喉癌的主要症状之一，如果咳嗽持续很长时间，则应当心患有肺癌或声带癌。

11. 瘙痒、结硬皮或出血。这些症状不太常见，但不容忽视。皮肤若出现异常斑块且持续数周挥之不去，应及时看医生。

12. 感冒老不好。鼻咽癌初期症状不明显，很难早期发现。如果出现流鼻血和一些感冒症状，如流鼻涕、咳痰等，却一直没好，或平时不常感冒的人，连续感冒就要有所警觉，尽快去医院检查。

13. 腰老疼，有肿块。肾脏位于后腹腔，空间很大，与此相关的疾病早期不容易被发现。如果发现血尿、腰部疼痛、腹部有肿块，就要小心是肾脏癌，应尽快做进一步检查。

14. 尿频。美国癌症学会指出，女性有下腹肿胀、闷痛、骨盆或腹部疼痛、很快就有饱足感、尿频与尿急，几乎每天出现其中一种症状时，应快速就医。另外，肿瘤有时可能会压迫大肠，因此若排便习惯有改变，也是警讯之一。

以上14种症状是癌症早期容易出现的症状，当病人一旦出现以上症状时请尽快去医院做检查来确诊病情，且不可拖延时间耽误治疗。

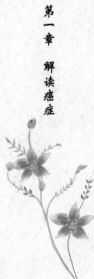

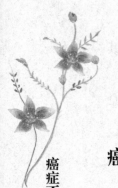

癌症高危人群有哪些

癌症高危人群是指一些具有某种内在致癌因素，以及长期受某种致癌环境的威胁，有可能在将来发生恶性肿瘤的危险人群。总体来说，这类人群患某种恶性肿瘤的几率相对较高。那么，哪些人属于"癌症高危人群"呢？

1. 具有家族遗传因素的

许多常见的恶性肿瘤，如乳腺癌、胃癌、肠癌、肝癌、食管癌和白血病等，往往有家庭聚集现象。这些具有家庭性的恶性肿瘤，往往发病年龄早，且有多发现象。比如说，有的家族有遗传性家族息肉病，这种疾病容易发生恶变。所以，当家里一人有此类状况时，其他人都应该做相关检查来排除病情。

2. 有不良嗜好的人群

如长期吸烟的人群，易患肺癌、胃癌；喜食过热饮料或过于刺激食物的，易患食管癌；常吃腌制食物的，如咸肉、香肠、咸鱼、腌菜，易患胃癌；过量酗酒者，易患食管癌、肝癌。

3. 某些与癌相关的慢性病

长期患有慢性胃炎，尤其是萎缩性胃炎；子宫颈炎、宫颈糜烂者；乙型、丙型肝炎者；慢性皮肤溃疡者，这些疾病后期可能会恶变。

4. 职业易感人群

长期接触医用或工业用辐射线的人群，接受超剂量照射后，易患白血病；长期接触石棉、石材、橡胶、塑料、玻璃丝等人群易患间皮瘤；长期吸入工业废气及空气污染严重地区的人群易患肺癌。

5. 个体特殊易感人群

如精神长期处于抑郁、悲伤、痛苦、焦虑、自我克制的，易患疾病甚至是恶性肿瘤。

以上这五种人群，应该持有警惕性，如果有情况，应该及时去医院就诊，以免耽误病情。

美国华盛顿大学医学院病理和免疫学教授罗伯特·史莱伯发现，如果一些不良生活习惯维持10年，那你就会成为"癌症候选人"，因为在这10年中，癌细胞不仅产生，而且会发展壮大，最终攻城掠地，侵犯身体其他器官。

成为"癌症候选人"，是我们长期"不爱自己"造成的结果。人的身体有60兆~100兆个细胞，我们作为这个"细胞共和国"的国王，要学会关爱它们，渴了给它们水喝，饿了给它们适当的营养，累了让它们休息，才能减少它们转变成癌细胞的几率。如果减少以下10种不良生活习惯，就能将我们从"癌症候选人"的名单里删除：

1. 老喝滚烫水

很多人喜欢闲暇时泡杯功夫茶，殊不知，这现冲现泡"趁热喝"的茶，可能为食道癌埋下隐患。原因就在于，滚烫的水会烫伤食道黏膜，引发口腔黏膜炎、食管炎等，时间久了，可能发生癌变。调查表明，新疆哈萨克族人常喝滚烫的奶茶、潮汕人喜欢功夫茶、太行山区的人爱喝大碗烫粥，目前这些地区都成为食管癌、贲门癌、口腔癌的高发区。专家建议，食物或饮料如果觉得烫，千万别性急往下咽。带馅儿的食物可能外面不烫里面烫，吃的时候尤其要当心。另外，喝热饮时千万不要使用吸管。

2. 蔬果吃得少

大鱼大肉吃不够，蔬菜水果吃得少，已经成了现代人的通病。

千万别小看这一生活习惯带来的危害。由着性子吃一是会造成肥胖。近年来的研究表明，肥胖和乳腺癌、前列腺癌等多种癌症有关。二是蔬菜水果含有很多膳食纤维，它们能促进肠道蠕动，带走有害物质。老不吃蔬菜水果，会增加患结肠癌的风险。三是导致缺乏维生素。研究显示，不吃胡萝卜的人比大量食用胡萝卜的人，因为缺少β-胡萝卜素，肺癌发病率要高7倍；缺乏维生素A，患肺癌、胃癌的可能性很大；叶酸与维生素B2缺乏，是食管癌高发的重要原因。专家指出，要保证身体需要，每天应吃400克以上的蔬菜，吃肉不要超过75克，体积相当于一副扑克牌大小。粗茶淡饭才是远离癌症的最好办法。

3. 老是憋大便

想去大便，可偏偏工作太忙走不开，或一时找不到卫生间，只能使劲憋着。一回两回还行，时间长了，就会出问题。粪便里含有硫化氢、粪臭素、胆固醇代谢产物等多种致癌物，在肠道里积存久了，就会被重复吸收，刺激肠黏膜。天津市肿瘤医院一项调查显示，没时间排便已成为不少年轻人患上大肠癌的主要原因。专家建议，一定要抓住一天中"便意"最浓的时刻，一个时间是早晨起床后不久，另一个时间是吃饭后。便意一般只会持续几分钟，一旦错过很难再捕捉到。早上实在没时间排便，可以调整到较空闲的晚上。吃完晚饭后散散步，对腹部进行顺时针按摩，然后无论有无便意，定时去蹲蹲厕所。一般3~5分钟没有大便排出，就应该放弃，不要长时间呆在厕所看书看报。

4. 夜晚不睡觉

英国科学癌症研究中心研究了世界各地1000余名30~50岁的癌症患者，发现99.3%的人常年熬夜，凌晨之后才会休息。专家指出，熬夜一方面会造成生物钟紊乱，另一方面，夜间灯光会破坏人体褪黑素形成，而这是保护人体免疫功能的重要一环，缺少它容易让白血病、乳腺癌、前列腺癌等找上门来。熬夜最好不要超过12点。如果加班到凌晨，最好找一间窗帘有遮光布的房间睡觉，漆黑的环境有助于身体中褪黑素的生成。

5．坐下不想动

上班一坐就一天，回家陷在沙发里不想动……千万别以为久坐的危害只是伤颈椎、脊椎。德国专家指出，人体免疫细胞的数量随活动量的增加而增加，久坐的人体内免疫细胞减少，大大增加患癌几率；日本医学家发现，胃癌患者大多平时吃得太饱和久坐不动；美国研究表明，久坐的人比常运动的人患结肠癌的可能性高40%～50%，男性还易罹患前列腺癌。专家指出，工作每2个小时，必须起来活动15分钟以上。

6．爱钻牛角尖

如果你觉得生活中让你生气的事像道坎一样，怎么也迈不过去，思想钻了牛角尖，而且抑郁的心态持续一两年以上，就要小心了。临床发现，生活中爱较真、生气又不擅表达的人，植物神经、内分泌与免疫系统长期处于高度亢奋和紧张状态，是导致乳腺癌和卵巢癌的重要原因。工作中爱较真、过于追求完美的人，患胃癌与胰腺癌的较多。专家指出，豁达的心胸、愉悦的心情是癌细胞的"天敌"，平时要多培养兴趣爱好，遇到不快时做做深呼吸。

7．不用安全套

近年研究证实，人乳头瘤病毒（HPV）是宫颈癌的元凶，而这种病毒的传播往往通过性行为。因此，尽量减少婚前性行为和婚外恋中不安全的性行为，必要时使用安全套，是保护女性减少宫颈癌风险的一个重要方法。

8．常吸二手烟

除了众所周知的肺癌，吸烟还会导致鼻咽癌、口腔癌、食道癌，甚至膀胱癌、肾癌、胰腺癌和胃癌等，可谓"一支烟在手，全身都

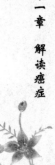

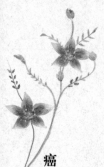

遭殃"。另外，研究表明，二手烟对身体的危害比一手烟有过之而无不及。因此，最好赶紧掐灭手中的烟卷，离烟雾越远越好。

9. 装修太豪华

除吸烟外，装修的刺鼻气味也是导致肺癌的罪魁祸首。很多建材里都含有致癌化学成分，装修越豪华，让身体受伤害的几率越大。对儿童来说，装修污染更有可能让他们患上白血病。专家建议，装修房屋时买的家具、建材千万别图便宜，一般来说，质量越次的产品味道越刺鼻；装修期间一定要开窗通风；装修结束后至少要晾两三个月才能入住。

10. 警惕"夫妻癌"

如果上一代患有乳腺癌、肺癌、食道癌、结肠癌等，后代患上癌症的风险比一般人高很多。此外，上海癌症研究合作中心指出，每100对死亡夫妻中，至少有5对患"夫妻癌"。这与夫妻常年保持相同的生活习惯有关。所以，一旦反省到两人有不健康的生活习惯，夫妻应认真对待，一起改正。有癌症家族史的人最好定期做个癌症检查，比别人更好地保持健康的生活习惯。

影响癌症治疗的八大误区

现在，令专家忧虑的是，在癌症治疗过程中存在不少误区，延误了最佳治疗时机，影响了患者的生存率和生存质量。在不少人的心目中，患上癌症便意味着生命即将结束。只要听人说"某某患癌了"，说者必定是悲痛欲绝，闻者也感到心惊肉跳，正是大众对肿瘤普遍恐惧的心理，使得不少患者及其家属"病急乱投医"，盲目相信一些关于肿瘤的非正规疗法和保健食品，从而走入肿瘤治疗的误区。现将影响癌症治疗的一些误区详列如下：

1. 相信"以毒攻毒"之说

一些"民间中医"认为肿瘤是"毒气聚结成形"，治疗方法是"以毒攻毒"，采用大剂量有毒的中药，如蛇蝎虫类、重金属矿物类、乌头马钱子等，内服外敷，越毒越好，非毒杀肿瘤而后快。这种治疗方法，其实是"自杀疗法"，肿瘤没杀死，人已经先被杀死，而肝、肾功能必然严重受损，直至衰竭。

2. 盲目相信民间秘方偏方

在科技高度发达的今天，仍然有人相信祖传多少代的治癌秘方。其实，一些治疗癌症的"专业户"、"祖传世家"，不仅未接受过正规的医学教育，甚至连一些医学常识都没有，不少患者不光上当受骗，浪费了钱财，还丧失了最佳治疗时机。

3. 偏信或依赖某些营养品

专家指出，恶性肿瘤不是一种疾病，而是一大类疾病，不少病

人盲目相信某一种中成药能包治百病，一些保健类食品"包治百癌"的误导宣传，让一些缺乏辨别力的患者及其家属深信不疑，长期盲目服用而不求医，延误了治疗时机。其实这些补品只能作为营养支持的辅助治疗，必须配合中药、放化疗才能起到一定疗效。况且，用它们作为辅助治疗的营养支持，其花费要比正规治疗恐怕还要高得多，这是众多患者所承受不了的。

4. 放弃治疗尽情享受人生

一些患者认为得了恶性肿瘤最终都是死亡，不如将钱花在吃吃喝喝、游山玩水上。其实恶性肿瘤并非不治之症，至少有13种恶性肿瘤在早期经过手术、放疗、化疗等正规治疗可以治愈，如恶性淋巴瘤、绒毛膜细胞瘤等，还有10种左右的恶性肿瘤经治疗后可以延长生存期以及无瘤生存期，如乳腺癌、小细胞肺癌等。因而，患癌症后病人及其家属首先应该了解有关知识及目前的治疗方法和水平，要有战胜癌魔的信心，不要轻易放弃治疗。

5. 误认为癌肿切除即痊愈

很多患者及家属认为手术切除了肿瘤就治好了癌症，不了解恶性肿瘤具有转移性和侵袭性，可通过淋巴和血液途径向全身扩散，而盲目乐观耽误了患者的后续治疗，最终影响病人的生存质量。还有不少患者及家属听说化疗和放疗有严重的毒副反应，不愿接受治疗，任由肿瘤发展。其实，近年来随着医学科学的发展，化疗的主要毒副反应已能够完全避免或大幅度减轻，绝大多数的肿瘤内科医生均已经掌握了预防和处理化疗毒副反应的技术。

目前，国际国内一致公认最好的肿瘤治疗方法就是综合治疗，简单地说就是将手术、放疗、药物（化疗）、免疫治疗、内分泌治疗及中医药治疗等手段有机地给合在一起。随着各种辅助药物及手段的出现，放、化疗副作用的控制已不是20年乃至10年前的水平，大部分患者能够平稳地耐受各种治疗。

6. 盲目迷信认准某位专家

一些患者发现体内有恶性肿瘤后，家属到医院张口就找一些有名的肿瘤专家。其实国内有许多优秀的肿瘤学专家，他们在肿瘤治疗的某些领域造诣颇深，比如有专门从事恶性肿瘤手术治疗的肿瘤外科专家，从事恶性肿瘤的化疗、内分泌治疗、生物治疗、营养支持治疗和减症治疗的肿瘤内科专家和肿瘤放疗专家等。因而不能盲目认准某一位专家，而应根据疾病及治疗方法的不同，选择相应的专家。

7. 千方百计向患者隐瞒病情

很多人认为不要把真实的病情向患者本人透露，以免患者承受不了压力。但专家认为，肿瘤的治疗并不能用一种单一的手段就可以解决问题，所以有一个较长的循环过程。如果让患者知晓自己病情，同时给予最大的鼓励和希望，患者可以充分配合治疗，增加信心，既可以明显地提高疗效，亦可增加抗病及抗副作用的能力。

8. 出院后就不再回医院复查

部分病人在症状缓解或肿块消失后自认为已治愈，即放弃治疗，结果很快复发或发生远处转移，病情恶化，使所有治疗前功尽弃。所以，定期复查，继续治疗，尤其对症状有所好转的患者，是非常必要的。

目前，恶性肿瘤的发病率仍居高不下，现在还没有可以完全根治癌症的特效办法，只有通过早发现、早诊断，采取科学合理的综合治疗方法，才能最大限度战胜癌症，因此纠正误区也是当前防治肿瘤的当务之急。肿瘤患者只有走出求医的误区，选择正规医院，接受正规的中西医结合、放化疗结合、内治外治相结合的系统化综合治疗，坚持到彻底治愈才是明智之举。

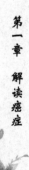

预防癌症要从改善生活方式开始

　　某些癌症与人类不良的生活方式或是生活中的行为有关。医学界之所以提出"生活方式癌"这个概念，就是提醒人们要保持良好的生活方式，摒弃不良的生活习惯。

　　抽烟、酗酒、经常熬夜，或者在车水马龙的街头呼吸汽车排放出的废气，甚至在家里的厨房炒菜时释放出的油烟、雾气等等，都存在着致癌的可能。生活水平的提高、生活方式的改变、社会的转型使人类逐步摆脱了营养不良和传染性疾病，而大量慢性非传染性疾病又出现在人类面前，癌症就是其中之一。人类不健康的衣、食、住、行都有引起癌变的可能，这种癌症就是"生活方式癌"。

　　"生活方式癌"主要是从预防学的角度提出的新概念，目的在于倡导人们建立健康的生活方式，树立防癌意识。它告诉人们，癌症是可以治愈的，也是可以预防的；但如果按照现行的保健观念，一定要等到感觉病痛时才到专科医院检查或再去治疗，这时的癌症已发展到中期或晚期，治疗不仅变得非常困难，而且代价也将会更高。

　　每个人身上都有原癌基因，也有抗癌基因，一般情况下它们都是处于封存不动的状态。但如果发生了某种特别的情况，使得原癌基因被激活了或抗癌基因丢失了，人就会患上癌症。那么原癌基因是如何被激活、抗癌基因又是如何丢失的呢？这肯定与外界的因素有关，这种外界的因素就来自于人们不同的生活方式和生活行为。打一个比方，苯并芘已被明确是一种致癌物质，它是如何进入人体引起肺癌的呢？是因为抽烟吸入了大量的苯并芘，这就是典型的"生活方式癌"。

原癌基因的被激活、抗癌基因的丢失的外因来自于人们的不健康生活方式和生活行为。一般认为，35％的癌症与饮食有关，过多的高脂肪、高蛋白，不吃或少吃蔬菜水果，再加上体育运动锻炼少，也是诱发癌症的重要因素。

生活方式的改变，的确可以改变癌症发生的概率。以女性恶性肿瘤的发生为例，据统计，解放初期上海市女性恶性肿瘤中排序第一的宫颈癌，现在已降至第八位；而过去极少见的乳腺癌现在却排到了第一，这是生活方式的改变影响女性癌症排序发生变化的最生动的例子。因为宫颈癌的发生与生孩子多、性行为混乱有关，18岁以前发生过性行为的女性也易患子宫颈癌；而乳腺癌的发生则与营养过剩、哺乳过少等有关。

衣、食、住、行都可能会引发"生活方式癌"，其中以饮食与癌症的关系最为密切，高脂肪、高热量膳食可致乳腺癌、大肠癌、胰腺癌、前列腺癌；高盐、霉菌污染及腌制、熏烤煎炸食品可致胃癌、肝癌、鼻咽癌；长期高脂肪、低纤维膳食可致大肠癌；酒精虽然至今尚未被证实为致癌物质，但已证实为促癌物质，患病毒性肝炎后继续饮酒的人与肝炎后不再饮酒的人相比，前者患肝癌的危险性高出2倍。此外，某些生活习惯和行为方式也会引发癌症。口腔不洁易患口腔癌症；不洁性生活可致阴茎癌或宫颈癌；长期吸烟与被动吸烟、厨房空气污染可致肺癌、胃癌、喉癌、膀胱癌等。

生活环境的改变会给人带来喜、怒、哀、乐等不同的情绪变化。医学专家认为，这也与癌症的发生有关系，比如性格忧郁的人和饭后时常生闷气的人易得胃癌；脾气暴躁（中医观点易伤肝）的人易得肝癌等。

长期以来，"癌症是不治之症"的偏见，使人们在认识上陷入误

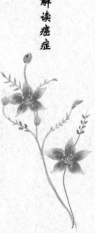

区，认为得癌主要由遗传因素决定，无法预防，患者失去与疾病抗争的勇气，医学研究也偏重于治疗方面。大量的研究证实，遗传基因不能单独导致癌症的发生，后天环境因素作用于机体存在的易感遗传基因才是导致癌症发生的关键因素。后天因素是可以避免、可以改变的，如果针对某个癌症进行预防，阻断那些明确的致癌因素，完全可以降低肿瘤的发病率。要预防"生活方式癌"，就必须要切断不良生活方式与癌的通道，具体而言有如下预防措施：

1. 改善饮食习惯

癌症的发生，与生活方式包括饮食习惯有十分密切的关系，因此，预防癌症，也要从改善生活方式入手。世界卫生组织提出通过合理的生活饮食习惯预防癌症的5条建议：避免动物脂肪、增加粗纤维、减少肉食、增加新鲜水果和蔬菜、避免肥胖，对于预防常见癌症具有重要意义。

生活中应常吃新鲜蔬菜和水果。不新鲜的食品中多含有亚硝酸盐，在胃肠道内易转化为强烈致癌物亚硝胺，这是一种肯定会致癌的物质。而新鲜蔬菜和水果中富含的维生素 C，可以抑制亚硝胺在人体内的合成；同时水果中的果胶、黄酮等物质还具有防癌作用。

另外，食物不要吃得太精细，常吃纤维素高的素食。肉食中的动物脂肪含有大量的饱和脂肪酸，长期食用不仅容易引起胆固醇过高及心血管方面的疾病，同时也有致癌的可能。而素食可以净化血液，预防便秘及痔疮的发生。

烟雾中的有害物质多达 600 多种，其中可致癌的有 40 多种，吸烟不仅危害自己，更殃及他人。有专家说，假如全世界的人都不再吸烟，女性生癌的人数可能会减少三分之一，而男性甚至可减少五分之二。

2. 尽量少接触有害物质

生活中要尽量少接触有害物质，如石棉、苯胺染料、苯等致癌物质，离子射线和大量的紫外线等；尽量不要染发或少染发；装修房子要选择环保材料，蔬菜水果在食用前要清洗残留的农药。

3. 心态要平和，学会给自己减压

理论上讲人体无时无刻不在产生癌细胞，而人体免疫系统可对癌细胞加以识别和清除。当精神过度紧张、心理压力太大或者过于劳累时，机体免疫功能就会下降，癌细胞便乘机得以在人体内生长，发展到一定程度成为肿瘤。因此，我们每一个人一定要有一个良好的心态，不可过于争强好胜，生活要有规律，工作有张有弛，还要加强身体锻炼，这对提高机体免疫力、预防癌症十分重要。

4. 了解有关肿瘤的知识，及时治疗癌前病变

大量研究表明，癌症的出现不是一朝一夕的事，而是一个由量变到质变的过程。在演变过程中，有一个将成未成的阶段，叫癌前病变期。如乳腺的囊性增生，慢性萎缩性胃炎、胃溃疡，家族性多发性大肠息肉，口腔白斑，慢性迁延性肝炎，子宫颈糜烂，某些部位长期不愈合的破溃和瘢痕等，这些疾病本身不是癌，但演变为癌症的几率比较高，如果能及时有效地进行治疗，阻断其演变过程，就可以大幅度降低一些肿瘤的发病率。此外，还有一些疾病对于某些人群具有演变为癌症的可能，比如幽门螺杆菌感染，一般人认为没有什么太大的关系，而对于慢性萎缩性胃炎以及胃溃疡的患者，就要警惕演变为胃癌的可能性。

5. 定期进行体检，早期发现癌症的蛛丝马迹

肿瘤的表现在很多时候没有临床特异性，很多病人等发现后就已经进入了中晚期，失去了最佳治疗时机。因此，人们要增强自我保健意识，定期进行体检，这样有利于早期发现癌症。比如：黑色痣溃烂应警惕癌；绝经后阴道流血、绝经前阴道不规则流血，尤其是接触性出血（性交后出血），应警惕宫颈癌；大便次数增加，干稀便交替，腹泻与便秘交替出现，应警惕肠癌；清晨醒来，倒吸血痰，

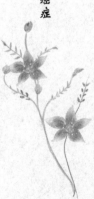

即鼻腔内分泌物吸入后由口腔吐出来的痰里面带血，是鼻咽癌的早期表现，如果发现有这些症状应及时到医院检查就医。此外，对于淋巴结肿大，尤其是发生在颈部、颌下、腹股沟、锁骨上窝等部位，更要注意，这些部位是胃癌、肺癌等最常见的转移部位。一些癌症还与肥胖有关，如结肠癌、子宫内膜癌、前列腺癌、乳腺癌等，因此，要注意饮食结构，加强运动，控制体重，减少体内脂肪积累。

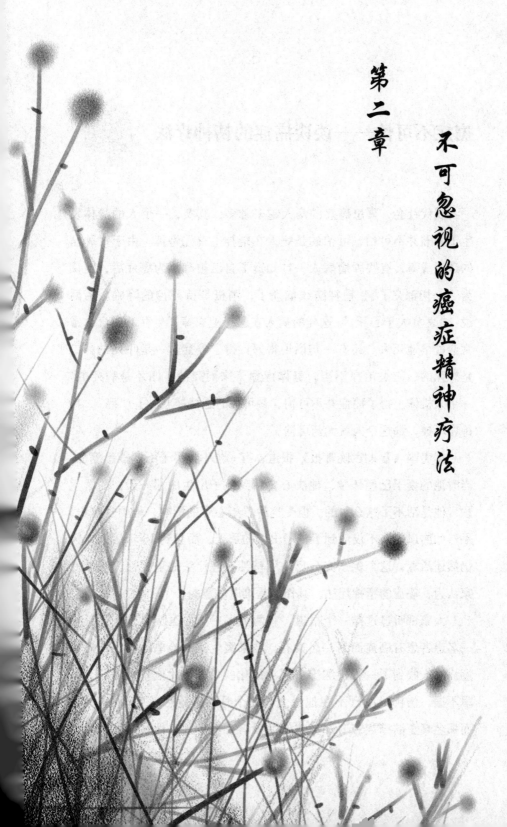

第二章

不可忽视的癌症精神疗法

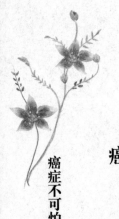

癌症不可怕——谈谈癌症的精神疗法

现代社会，罹患癌症的病人越来越多，其实，一个人的身体发生了肿瘤并不可怕，可怕的是病人在精神上首先垮掉。由于对肿瘤的认识浅薄，有些肿瘤病人一旦知道了自己被确诊为癌症后，便认为"一切都完了"，精神防线崩溃了，消极等待死神的降临。俗话说："哀莫大于心死。"这样的病人在思想上失掉了生存的信念，常常会过早地死去。还有一句话说得好：得了癌症，一是吓死的；二是愁死的；三是治疗不当，身体虚损下来而死的；四才是病死的。一个人机体上得了癌症并不可怕，最可怕的是精神上得了"癌"，精神先垮掉，那这个人就无药可治了。

据美国《星期六晚邮报》报道，有一位中年男子不幸罹患癌症，当时他的妻子已经怀孕，他决心要活到孩子出生的那一天，而医生预言他是活不了这么久的。但受这种希望心理的影响，他顽强抗争，果然如愿以偿，不仅活到了孩子出生的那天，而且到 20 年后的今天仍然还活着。这个例子充分反映了精神心理疗法的重要性。医学专家认为，癌症的精神疗法，其作用是难以估量的。

大家都听过这样一个报道，有两个人一同去医院做检查，其中一名患者患有癌症而另一名没有。结果医生把化验单搞错了，没患癌症的人收到了一张检测患有癌症的化验单，从此他昏昏度日，一蹶不振，仿佛灵魂已不在他身上，三个月后，竟然就一命呜呼了；而那名真正的癌症患者却被告知并没有患上癌症，他欢天喜地，好似捡了一条命回来一般，高高兴兴过了一年之后，再去医院检查，却成了真正的非癌症患者了——原来有的癌细胞都不见了。

再有一则报道，说一名下岗工人被检出了患有癌症，他却想得开，也不想再治疗了，把十多年的积蓄全拿出来游历大好河山去了。两年后，他周游全国回来，再去医院一检查，却奇迹般地发现癌症已经好了！可见，一个良好的心态是多么重要。科学家们对176例自然消退的癌症病人进行长期观察之后发现，其中绝大多数是那些在日常生活和为人处世方面性格开朗、诚实中肯、喜欢运动锻炼和对生活乐观的人。由此可见，癌症能否自然消退并痊愈，与癌症患者的心理因素息息相关，积极、乐观、向上的心态有助于病情的痊愈。不过，我们并不主张癌症患者去放弃治疗，而应该在积极治疗的同时并保持乐观的心态。

美国癌症协会发布了一项令人欣喜的研究结果，大约有10%的癌症患者病症会自然消退，而且极少复发。癌症自愈的奥秘何在？经科学家研究认为，至少有十几种因素可使癌症自然消退：随致癌因子的消退而消失；因放射线的"诱退作用"而停止发展；自我身心松弛和进行自我内心想象练习，使肿块自然消退；由于内分泌的变化使肿块消退等等。突出的例子是女性乳腺癌患者，会随绝经期的到来而使癌症消退。有的癌症病人在身染绝症的同时，体内又发生炎症与非特异性免疫反应，结果因祸得福，癌症自行消退。癌症自然消退的病人大多性格开朗，喜欢运动。现代医学研究发现，精神状态和机体免疫功能的好坏，对癌症的发病和自我消退起着举足轻重的作用。如果病人充满信心和癌症作斗争，生存率就会显著提高；而面对癌症精神崩溃、失去生活信心者，生存率就会明显降低。

其实心理和身体自身就是最好的制药工厂，只要合理地发挥它的作用，可以让我们受益无穷。

无论是西医疗法，还是中医疗法，都不能忽视精神心理因素在

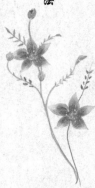

癌症防治中的重要作用。心理治疗可使人正确认识癌症，树立起与癌症斗争的信心，使人心胸开阔、情绪稳定、精神爽朗，能够辅助和帮助药物或其他疗法增强疗效，使症状得到缓解。

值得引起严重警示的是，人们对"癌症难治"听说得较多，而对癌症治好的病例却知道得较少。加上一些医生对精神疗法缺乏足够的认识，以及不负责任的言词，也会给患者带来可怕的负面效应。其实，癌症并非等于绝症，在我国癌症的死亡率也并非最高，我国死亡率最高的是心脑血管病。我国医学专家认为，像糖尿病等"富贵病"一样，有些癌症也是一种生活方式病，而且，大部分癌症患者可以通过多学科综合疗法得到不同程度的康复。

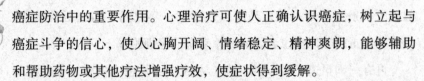

癌症只是一种慢性病

"癌症是不治之症"，这是时下绝大多数人对癌症的认识。这种认识影响很广、很深。可是，如果有人告诉您：癌症不可怕，癌症其实就像高血压、糖尿病一样，只是一种慢性病；癌症并非不治之症，很多癌症可以治愈，很多癌症可以与您"和平共处"；而预防癌症的钥匙，其实就在您自己手上，您会相信吗？

长期以来，在人们的心目中，癌症二字基本与死亡画上了等号，甚至比死亡更可怕。由于治疗办法和治疗效果有限，加上人们对癌症的认识不足，更使得这种身体病患演变成了精神疾患：恐惧、孤独、绝望。加之中国几千年来对疾病"讳莫如深"的社会心理，更加剧了这种身体病患的精神性伤害。一想到癌症，几乎所有人会不由自主地联想起一幅凄凉的图景，以至于很多癌症患者并不是因病而死，而是被这巨大的恐惧感压垮的。

可是，您可知道，这些对癌症的根深蒂固的认识其实并不正确！中国人对癌症的恐惧和误解太深、太久，是时候消除人们的误会了，是时候将人们从对癌症的恐惧中解脱出来了。要消除人们对癌症的恐惧和误解，需要来一场癌症认识革命，就让以下 4 个对癌症的颠覆性的新认识为您一扫阴霾吧！

1. 癌症是一种普遍发生的疾病，是一种伴随着衰老而出现的常见疾病，甚至可以说癌症也是生命的一部分。

"我怎么这么倒霉？命运对我怎么这样的不公平！"一旦身患癌

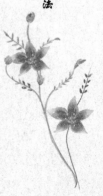

症，人们首先会觉得自己是个特别不幸的人，生活中千千万万的人都与癌症无缘，为什么偏偏自己受到癌魔的"垂青"？

其实，肿瘤的发生，远比人们想象的普遍、常见。早在 20 世纪 80 年代末，美国就有医学专家报告说：在 80 岁上下老年人的尸检中，有 1/4 左右的人身体内患有肿瘤，但这些老人生前都无与癌症有关的任何症状。他们的死亡，也是因为其他疾病导致。换句话说，在老年人体内，出现肿瘤是十分自然的事。美国国家疾病控制中心的专家预测：假定美国公民期望寿命达到 90 岁，那么，将有 47% 的男性和 32% 的女性罹患癌症。

从本质上说，多数上了年龄的老人所发生的肿瘤，是一种伴随着机体的衰老过程而难以避免的生理偏差，就像老人会骨质疏松、脑组织会变性（早老性痴呆）一样。越到老年，细胞复制的次数越多，出偏差的概率就越高。加上老年人自身的免疫监视、识别、清理系统等功能，也随着衰老日渐弱化，使偏差增多。故异常分化的癌细胞难以及时被识别和清除，也促成了这一后果。

既然癌症如此普遍，我们甚至可以认为癌症也是自然界调控人类生命，使之趋于平衡，不至于严重失衡的一种重要机制。癌症和其他疾病一样，也是生命的一部分。其实这和美国人对待疾病的态度很相似，很多美国人认为，得病，不管是平常的感冒，还是癌症，都是人生命中的一部分，都要以正常的心态对待。

2. 跟高血压、糖尿病一样——癌症只是一种慢性病。

对多数肿瘤患者来说，他们患的只不过是一种与冠心病、高血压一样的慢性疾病，比较棘手，治疗有一定难度，但绝非不治之症。恶性肿瘤有时还比冠心病、糖尿病等要好得多。不少肿瘤患者 5 年以后可完全稳定，甚或治愈，不再需要定期用药，而冠心病、糖尿病、高血压只能终身服药。

对于老年人来说，癌症只不过是一种慢性病。癌症是衰老过程中难以避免的一种生理异常，或者说生理过程，就像衰老一样。并且，由于人的年龄越大，肿瘤的自然发展就越慢，威胁和危害就越小，因此对老年肿瘤患者来说，它不但只是一种慢性病，而且越老风险就越低了。

3. 癌症的发生是一个慢性过程

现代研究证实：癌症的发生是一个长期的、渐进的过程，经历多个阶段。从正常细胞演变成癌细胞，再到形成肿瘤，通常需要 10 至 20 年，甚至更长。只有当危险因素对机体的防御体系损害严重，修复能力降低，细胞内基因变异累积至一定程度，癌症才会发生。

因此，尽管绝大多数癌症患者的病情会呈进行性发展，但也跟大多数慢性病一样，有一个较长的潜伏期，在短时间内不会发作，从发作到死亡还有一个较长的发展过程。而且只要早期发现，早期治疗，癌症患者也并不会迅速走向死亡。我们完全有理由相信，把癌症当做一种慢性病看待，理论上是有依据的，临床上是可行的。

而且，人们所熟知的"癌症"这一名词，并非代表一种单一的疾病，它实际上是 200 多种疾病的统称。并不是所有癌症都会危及生命，它们当中有些很严重，但有些（或者说大多数）并不构成生命威胁。以前列腺癌为例，根据美国康涅狄格大学医学中心教授彼得·阿尔伯森的研究，即使不对其进行治疗，绝大多数患者也能存活 20 年以上。

4. 世界卫生组织的新定义

"癌症是一种慢性病"的看法也得到了国际上的普遍认可。自 2006 年起，世界卫生组织（WHO）等国际权威机构纷纷改弦易辙，把原来作为"不治之症"的癌症重新定义为可以治疗、控制，甚至治愈的慢性病。其实对于普通人而言，未来会有越来越多的癌症，也许就像糖尿病一样，仅仅是一种再普通不过的慢性病而已。只要加强预防，及早发现，及早治疗，再加上越"瞄"越准的新药，癌症并没有那么可怕。

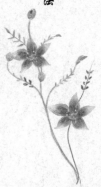

为什么要重视癌症的心理治疗

一般情况下来说的话，对癌症病患我们更应该做到的是心理上的一些鼓励，这对病患的病情是很有帮助的。癌症患者除需要治疗疾病外，精神上的需求也是非常高的，如面对死亡，对家属、医生的依赖，人生目标的中断，人生旅途的终结，容貌发生变化，以及怠倦、异味、疼痛等，都可能引起患者的不安、恐怖、压抑、不快感、痛苦等。这些精神心理及社会行为因素正是社会心理肿瘤学要解决的问题。

人在长期压抑下，精神上的苦恼与悲伤可导致感染性、变态反应性及自身免疫性疾患，进而导致癌发生率的增加。从广义上可以说，透过癌症的发病、发展、检查、诊断、治疗、调养及癌症预防等环节，忧郁对发生癌症有间接的影响是肯定的。

在给病人检查治疗过程中，让他了解实际情况并取得其积极配合是十分重要的。必须以其能够充分理解的方式，将治疗的目的、方法、有效性及副作用等告诉病人。是否接受或接受何种治疗的决定权，完全取决于病人本人，医务人员必须十分尊重病人的知情权、决定权。

癌症患者所具有的不安、恐惧、压抑等，存在于接受诊疗之初，贯穿于检查、治疗、康复、晚期，甚至到病危的各个阶段。因此，医生针对病人在不同阶段的不同精神心理反应，采取细致入微的相应处理至关重要。

借助东、西方一些行之有效的措施来谋求激发、提高病人自身的免疫力，对这一问题的研究已在世界上普遍引起人们的重视。心理肿瘤学的治疗方式与传统的抗癌治疗方法不同，即从患者一到医院接受诊疗开始，便应受到来自精神、躯体、社会等诸多方面的全方位、立体式、多学科的综合治疗，即癌症治疗与心理抚慰同时进行。我们的期望是：建立以患者为中心的自知、自治式的治疗体系。依靠疗养、心理治疗等方式在心理医生的配合下进行治疗、护理，并对患者及家属提供身体、心理、社会学范围的帮助。

人对死亡的恐惧与生俱来，当死亡突然降临时，人们没有时间感受到这种恐惧，当预知死亡将要来临而又未来到时，人就能体会到这种极度的恐惧。癌症患者就是这样一组人群，从获悉患病的第一天开始就处于这种恐惧当中，无时不在的恐惧和焦虑极大影响了他们的生活，也干扰了各种治疗的效果。

免疫系统是清除癌变细胞保护机体的卫士，人体有自动的程序来调控这个系统的正常运行，通俗地说，谁上白班，谁上夜班，谁休息，谁干什么事情，如何倒班等等细节，都已经自动安排好了。而大脑的高度焦虑会打破这样的平衡，使免疫系统在错误的指令下完成错误的工作，疲于奔波得不到休息，最终崩溃，这无疑给肿瘤细胞以可乘之机。

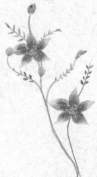

目前心脑血管意外仍是人类的第一杀手，而癌症患者很多可以治好，很多可以延缓生存期，所以癌症并不可怕。由于我国的经济相对落后，个人的健康投资微乎其微，多数患者发现时已为中晚期，过分追求彻底根治不太现实，带瘤生存、和平共处是一种完全可以接受的状态，实际上大多数患者都处在带瘤生存的状态中。

癌症患者的心理治疗应该是 24 小时不间断的，这就要求医务工作者和家属要共同努力，在不同的战线上相互配合。医生要充分利用专业特长，在有限的接触时间里，积极宣教癌症知识，打消焦虑，增强信心，使患者感到不可怕。家属要利用亲情，在日常生活中，积极改善家庭环境，把握好病人的心态，让病人配合治疗，使患者感到不孤单。

　　总之，癌症患者的心理治疗是一个绝不容忽视的环节，良好的心理状态不但能催化出良好的治疗效果，而且其本身也是一种独一无二的治疗方法，很多抗癌明星的健康心理也验证了这一作用。

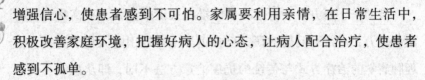

正确面对罹患癌症的现实

癌症患者要正确认识癌症，要有积极向上、战胜疾病的精神和心理准备，这也有利于康复。

就目前来说，癌症患者的命运绝不是人们想象的那样悲观。过去被认为不治之症的儿童急性淋巴细胞白血病，现在90%可缓解，50%可治愈；恶性淋巴瘤5年生存率可达80%以上；宫颈癌、食管癌、乳腺癌等只要早期发现，治愈率也可达90%以上；恶性程度极高的子宫绒毛膜上皮癌，即使到了晚期，也有90%的患者可获得治愈。有资料报道，从近年来统计来看，全世界经治疗的各种恶性肿瘤总的5年生存率已接近50%。中国人多发的鼻咽癌的总治愈率也已近50%，若早期治疗则治愈率可达80%以上。至于依靠坚强的信念和意志，彻底降服癌魔，成为"抗癌明星"的人，现在更是越来越多。

由此可见，癌症患者应正视现实，面对袭来的癌症，要有足够的精神准备，"既来之，则安之"，保持良好的心理状态，乐观、开朗，对未来充满希望。有学者认为：希望是求生意志的基础，希望能给人以力量，希望是任何灵丹妙药所不能代替的康复支柱。癌症患者应该积极、主动地与癌瘤抗争，为健康而奋斗，把生命的希望、把康复的根本希望掌握在自己手中。把自己置身于现实生活之中，提出合理的奋斗目标，在治疗中把自己看成向癌症进攻的尖兵、勇士，积极采取有效措施配合治疗。这一切将会延长患者的寿命，并

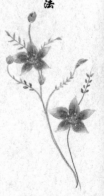

提高生命质量，有利于癌症患者的康复。精神疗法会使癌症患者充满新的生命活力。

由于当今仍然存在着如癌症、艾滋病等多种一时还难以有效控制的病症，以及对此类疾病的可治性、经精心治疗可康复的实际情况宣传得不够，所以这类疾病的患者往往存在相当严重的精神心理负效应。

以癌症为例，当患者确知自己得了被误导为"不治之症"的癌症时，死亡的阴影便会悄然袭上心头，好像接到"死亡通知书"那样，产生沉重的心理压力，精神萎靡，神疲乏力，食欲不振，甚至丧失与癌症作斗争的勇气。为防意外和不测，以往有人主张隐瞒病况真相，在我国临床实践中，也一般不将癌症直接告知患者。

确实，我们应该正视一点，癌症死亡率高，而且还有"难治"的一面；然而，也应该看到，如果能早期就诊并及时进行手术、化疗、放疗、介入放射疗法、生物导弹等疗法，癌症的治愈率并不低。据有关资料报道，目前，每两位癌症患者中有一位可以获救。在我国，早期宫颈癌、食管癌、胃癌等根治率已分别达到95%、90.3%、99.9%，作为"癌中之王"的肝癌也有56%可以存活5年以上。总之，在现有的已知癌症中，1/3可以治愈，1/3可以经治疗减少痛苦，缓解症状，并延长寿命。

现在不能再停留在为癌症患者治疗疾病的水平上了，应该让癌症患者作为抗癌的尖兵，坚定信念，顽强拼搏，最大限度调动自身的抗癌潜能，与癌症作斗争。在这种要求下，还能"隐瞒"病况不告知患者吗？不告知，实际上取消了更多制服癌症的积极因素，是更多地把癌症患者推向"死亡"。因此，不将患癌的真实情况告知患者，没有任何"利"可言，有严重的弊端。这种状况，必须有效地纠正过来，为了充分调动癌症患者的积极抗癌的有利因素，就必须毫不犹豫地将癌症病情告知患者。由于以往的宣传不充分，应该补上这一课，使更多的人深刻地认识这一点。当然，选择适当的告知时机和告知方式，在当前现实的情况下，也必须充分加以考虑。

中医药在治癌方面有许多宝贵经验，尤其是各种癌瘤经手术、放疗、化疗后，进行中医药调治可提高和改善患者的免疫机能，增强抗病能力，从而治愈癌瘤和防止复发，大大提高了患者的生命质量。比如，有众多鼻咽癌患者经放疗后，以及胃、肠、子宫、乳房肿瘤患者手术后，依靠中医药调理、治疗，多年未见复发，不仅症状消失，绝大部分人还恢复了工作。

在癌症防治的自然疗法中，运用食物疗法、药茶疗法、药膳疗法、针灸疗法、敷贴疗法，以及精神心理疗法、体育疗法、娱乐疗法、起居疗法等，还可以使更多的癌症患者获得更多方面的有效治疗而康复，大量的自然疗法使癌症患者（有的已是癌症晚期患者）重新获得新生的事实，使医学界都为之震惊。癌症确非绝症，癌症不仅可治，而且相当多的患者可以获得较为满意的治疗效果。

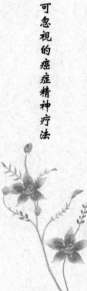

第二章 不可忽视的癌症精神疗法

三成病人被癌活活"吓死"

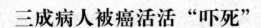

　　据医学专家透露，目前死亡的肿瘤病人有三成是被活活"吓"死的。而70%～80%的肿瘤病人有心理障碍，主要表现为抑郁、焦虑、烦躁、恐惧等。除了癌细胞，心理因素正成为扼杀肿瘤病人生命的一个重要因素。

　　研究发现，肿瘤患者的预后与两大因素密切相关，一是癌病恶性度，二是病人心理素质。对于患了肺癌、肝癌、胰腺癌等恶性度肿瘤的患者，临床治疗仅是一个方面，更重要的在于克服不良心理，构筑起抗癌的心理防线，这对强化自身免疫力，阻止和延缓病程的进展至关重要。

　　目前，针对肿瘤病人普遍存在心理障碍从而影响疗效甚至恶化病情的情况，一些医院定期对肿瘤病人进行心理疏导和心理干预，建立心理健康档案。心理疏导要因人而异，对于病人来说主要一是帮助他们建立对治病的信心，二是进行榜样教育。但起决定作用的还是病人自己的信念。

　　大量事实表明，癌症患者保持乐观的生活态度，树立战胜疾病的信心，坚信自己的康复能力，是克服癌魔的首要前提。

　　被誉为铁人和抗癌英雄的徐州彭城五交化工公司经理韩玉亭，曾动过14次大手术，切除过6种恶性肿瘤，去掉乳房、子宫和部分肋骨、胃、肺、脾、胰等多个器官，可20余年过去了，如今她仍然顽强、健康、潇洒地战斗在工作岗位上。她向人们介绍自己的抗癌

"五心"术，其中最重要的就是信心。她说："我每次动手术都坚信自己不会死，我一定能度过这一关"。试想，有了这种意念，有了这种自信，何愁不会产生强大的精神力量。又如上海民族乐团著名的二胡演奏家闵惠芬，她演奏的《二泉映月》曾倾倒了千万观众，但不幸的是恶性黑色素瘤竟缠上了她。她先后接受过6次手术，15次化疗。在漫长的治疗过程中，她以坚韧的毅力忍受着癌症带来的种种肉体痛苦和精神折磨，腋下手术后，手不能抬起，臂不能伸展，她仍咬紧牙关，坚持锻炼恢复体力和臂力，为的是重返舞台。6年后，她终于奇迹般地重返舞台。

科学实验证明，精神因素与人体免疫功能的潜力密切相关。积极的心理状态能增强大脑皮层的功能和整个神经系统的张力，使人体抗病能力大大提高。树立战胜疾病的信心，能极大地活跃体内的免疫系统，增强机体的抵抗力和康复活力，从而达到"正气存内，邪不可侵"的目的。毅力和信心还能有效地充分调动机体各方面的巨大潜能，通过调整、代替、补偿使全身各器官的功能重新趋于协调，使机体适应新的特殊环境，这就是"精神免疫"的功效。

相反，如果在疾病面前精神颓废，则可反馈性地导致机体的免疫功能下降，使病情恶化。人们常说："一个人最大的敌人就是自己，其实谁也无法把你打倒，能打倒你的只有你自己。"所以，人无论在什么情况下，即使是身患绝症也千万不要泄气，要相信自己。一个人只有相信自己行才能从不行到行，也只有相信自己才能超越自己。

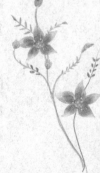

癌症病人会有哪些心理变化

　　一位德国心理学家有这样一段话："心理和精神因素也会导致癌症，并影响其发展过程。这一论点不仅体现在癌症和肿瘤的增长中，还体现在肿瘤的减少、缩小中，这意味着我们对癌症不是一点办法没有，我们自己还可以为病情的好转做些贡献。"

　　特别强调的是，我们要对癌症有一个科学的认识，癌症并不等于死亡，癌症只是一种很难治愈的重病。医学界通过大量调查证实，癌症死亡率虽然很高，究其原因，有 1/3 是精神恐惧吓死的，有 1/3 是治疗不当致死的，而另外的 1/3 才是病到晚期无力挽救而死的。可见，如果我们把握住前两个 1/3，癌症患者的死亡率就会大大降低。很多患者不懂医学知识，得了癌症很恐惧，而有的医生缺少策略又不会安慰病人，便直接告诉患者得了癌症，只能活几个月了，想吃什么就吃什么吧。结果患者听了医生这些话之后，别说吃什么了，都快被吓死了。所以，在及时、合理治疗的同时，面对现实、调整好心态是癌症康复的首要任务。实践证明，良好的心态不仅能够提高治疗效果和生存质量，还能够有效控制病情的发展并达到康复目的。

　　人一旦得悉自己患癌一般会产生很多心理和躯体反应，有积极的，也有消极的，可能消极因素更多，并直接影响到早期发现、早期诊断和早期治疗。所以，不管是家属还是患者，都有必要了解癌症病人的心理反应过程，以便克服不利于治疗癌症的情绪发展。那么，癌症病人在得知病情后会有怎样的心理反应呢？

1. 癌症病人起初是紧张和焦虑

紧张和焦虑是癌症患者最初的情绪反应。当一个人被诊断为癌症，无疑是当头挨了一棒，顿觉惊讶、恐惧、紧张和焦虑不安。严重的会坐卧不宁、寝食俱废。从心理学的防御机制来看，这一心理过程有利也有弊。当人的生命受到威胁或肉体感到痛苦时，焦虑原本是一种很不错的警告信号，使人对面临的威胁或痛苦做出相应的反应。可是长期的、严重的焦虑，可造成人的内分泌功能失调，进而破坏其自然防御系统。这时，紧张和焦虑就不再对人的生存起保护作用，相反会成为一种病症，当然也影响到癌症的治疗。

2. 癌症病人的心态从否认到认可

很多癌症患者得悉自己患癌症之后，常用否认这一心理过程来应付突然降临的噩耗。否认如同缓冲剂，能把坏消息带来的冲击力缓和下来，使人承受的打击力稍小点，同时也让人心神安宁下来，以便做好心理上和躯体上的应变准备。如果癌症患者不采用否认这一心理过程，一旦经受不住打击，有时会铤而走险，做出不应有的消极行为。否认可使患者得益，但也经常延误病情。因为有的患者坚持其否认的观点，重复做很多检查，以至于拖延了早期发现、早期诊断和早期治疗的黄金时间。只有当患者从否认的心境中摆脱出来，接受既成的事实，让家属与亲友分担部分感受，才会感到如释千斤重担，并配合医生积极参与各种治疗。

3. 癌症病人的委屈和怨恨

委屈和怨恨是癌症患者经过一番否认的斗争后，表现出的激烈情绪反应。这时患者知道自己患癌症的大局已定，不幸的厄运确已降临。想到自己年纪尚轻，却已快走到人生的尽头；想到自己还有很多理想未实现，不少工作还要做；想到父母、妻儿还需要自己的照顾……怎能不感到痛苦万分呢？尤其是看见别人龙腾虎跃地工作

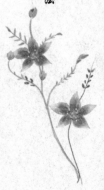

着，无忧无虑地享受天伦之乐，而自己却被关在病房里，除了做各种化验检查外，还要没完没了地打针、吃药等，这一切又怎不令人感到委屈、妒嫉、愤怒和怨恨。无怪乎癌症患者会感觉任何事物都不顺眼，不论碰到大小的事，都会不自主地发脾气。对此，一方面患者应留意控制自己的情绪，免得损伤自己的防御机能；另一方面医务人员和患者的家属要多理解患者。

4. 癌症病人的失望和挣扎

当患者与癌症进行一段时间的搏斗，或受到较长时间的折磨，或因疗效不显著而又有病情波动时，经常会感到前途渺茫。加上患者长期患病，体力衰弱，又牵累亲人，于是不免产生很多内疚、失望、消沉、沮丧和孤单感。很多患者还陷于触景生情的境地，如看见居住多年的房子，就想到自己辛辛苦苦建立起来的家庭；看见熟悉的办公桌椅、设备工具等，就充满对过去生活无限的眷念；亲人似乎都含着满眼的泪水，百般地体贴和照顾自己；同事们似乎都以同情和惋惜的心情对待自己。这些似是而非的感觉和情绪交织在一起，使患者时而鼓起勇气同癌症做斗争，时而又在绝望中挣扎。绝望和挣扎是癌症患者严重的心理反应，因而，解除这种心态是刻不容缓的。

5. 癌症病人对死的困扰和接受死亡

部分癌症患者经历上述各种心理反应之后，即感受到死神一刻不停的困扰。对待死，人们持有各不相同的态度。有的人感到从此将离开这个美丽的世界，再也见不到自己的亲人，那种生离死别的凄惨情景似乎呈现在眼前，自己将一个人孤独地走向死亡，心里充满无限的惆怅、恐慌和悲伤。有的认为自己在生死搏斗中已败下阵来，只有接受死亡，不再挣扎，不再抱任何希望，完全听命于眼前的事实。也有的人接受了医生、亲友的劝告和安慰，从绝望与沮丧的深渊里爬了出来，重新热爱自己有限的生命，不再怨天尤人、自暴自弃，不再害怕死亡，以平静的心情，接受医生的治疗，期盼获得奇迹般的效果。

以上是癌症病人的一般心理反应过程。当然，很多病人并非按这一过程发生，这与疾病的严重程度、病人对疾病的认识和评价以及治疗效果等因素有关。而癌症病人的心理自我调节，对提高他们的抗癌自信心和生活质量将起到积极作用。现将心理自我调节方法介绍如下：

1. 建立信心

坚信得了癌症通过及时、合理、系统的治疗和康复锻炼，病情是可以得到有效控制和康复的。医学结论只能说明病情的严重程度，并不能说明是绝对死亡，没有希望。

2. 精神放松

想办法放松自己，如听音乐、练静功、进行简单易行的运动锻炼、做一些力所能及的事，精神上的放松会促使身体的神经、血脉、肌肉、脏器放松，不仅可以缓解疼痛、提高免疫力，还可以提高生存质量。

3. 寻找榜样

榜样的力量是无穷的。患者应该多结交癌症康复朋友，以他们的康复经历鼓励自己，并借鉴他们的康复经验，帮助自己树立战胜癌症的信心。通过榜样的力量，激励自己战胜病魔的勇气。

4. 勇敢面对

人不自绝，天不绝人。病不会因你害怕而不患，也不会因你绝望而消失。悲观失望只会加快病情的恶化，勇敢面对会使自己情绪稳定、心平气和，就会激发身体潜能，抑制癌细胞发展。其实活下来的癌症患者，大部分是勇敢的人。一个人越怕死，心理负担越重，越不利于治疗和康复。

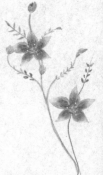

5. 一心康复

得了病不怨天尤人，不胡思乱想，把工作交给同志，把家庭交给家人，把疾病交给医生，把生的希望留给自己。当前的任务就是踏踏实实抗癌，没有健康就没有一切。

6. 永不放弃

癌症患者要面对现实，坚持抗争，不要抢着与时间告别，有一分希望就要做百分之百的努力。要有永不放弃的精神，不要被"晚期""转移"的言辞吓倒。事实上只要自己精神不垮，奇迹总会发生。

7. 反思

反思自己在工作上、生活上、性格上存在的问题。任何事物都是由原因而导致结果的，癌症也是如此。不良的工作环境、生活方式、性格脾气都是潜在的致癌原因，脱离不良的工作环境，采用科学的生活方式，养成良好的性格脾气，就能消除滋生癌细胞的温床，就能够减少复发、转移的发生。

癌症的心理疗法有哪些

现代医学、心理学专家们发现，希望、信心属于一种很有效力的心理素质，它能使人产生开朗、乐观的情绪和积极向上的精神，从而增强大脑皮质的功能和整个神经系统的兴奋性，进而通过植物神经的递质系统、内分泌系统等中介分泌皮质激素和脑啡肽类物质，提高人体的免疫力和抗病能力，并能充分调动机体的巨大活力，通过调整、代替、补偿，使体内各种组织、细胞的功能恢复正常，各器官间功能重新趋于协调。

癌症患者，只要对未来充满希望，并抱有必胜的信心，就能够动员自己体内足够的力量来抵抗癌，身体本身就可能征服癌症。因此癌症患者通过自己的积极努力，也能在他的生活中发挥出最大的能力，直至最终能战胜癌症，获得新的生命。

现在越来越多的学者认为，人体的痊愈系统与其信念系统是密切相关的，免疫系统在抵抗癌症的侵袭和扩散中起着非常重要的作用。大量的临床实践揭示，越是有坚强信念的人，就越能够有效地调动那些具有抗癌作用的淋巴细胞、巨噬细胞、自然杀伤细胞（即NK细胞）的抗癌活性，并能激活那些平时处于"休止"状态的细胞恢复活力，这就大大有利于遏制和杀死癌细胞。并且，有这样的共识：生存的希望以及信念、意志和毅力是战胜癌症不可忽视的重大力量，它将辅佐其他疗法发挥出最大的效力。下面介绍几种癌症的心理疗法：

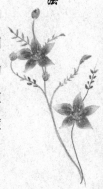

（一）生活意义疗法

20 世纪 80 年代，日本肿瘤专家在治疗晚期癌症中创立了一种心身治疗方法——"生活意义疗法"。该疗法的出发点是，对肿瘤病变不仅要从生理学的角度，还要从心理学的角度来治疗。该疗法让癌症患者使自己的生活丰富多彩，充满乐趣，同不安和恐惧进行斗争，使之心理健康，提高机体免疫力。目前，"生活意义疗法"已在美国、法国、加拿大等国家得以推广，是值得推荐的精神心理疗法。

生活意义疗法包括以下几个方面的指导措施：

1. 生活要有目标，活一天就要愉快地生活一天，把自己的精力集中到工作、家庭或个人兴趣和对社会做点贡献等方面。

2. 要有正确的生死观。从科学角度探讨死亡，人有生有死，把它视为自然现象，要把这些问题置之度外，心情就会放松。这样，就可以无忧无虑地与病魔作斗争。

3. 要使自己的生活丰富多彩，充满乐趣，同不安和恐惧进行斗争，积极参加一些有益心身的活动，如讲笑话、听音乐、看电视、玩游戏、登山和交朋友等。

（二）信心疗法

当患者知道自己得了癌症时，产生一系列复杂的心理反应是不足为怪的。美国医学家给患者开出了一张癌症康复三大信念的奇效良方，即，相信癌症是一种疾病，不一定会致命；相信抗癌的治疗是支援体内防御的盟友；抗癌的根本要立足于信心。

有一个真实的故事：几个人和一名年轻人开玩笑，他们把这个年轻人的双手和双脚捆起来，蒙住双眼，并把他抬到一条已经不用的铁轨上，邻近的铁轨上正好有一列火车呼啸而过。之后当那几个人上前为他松绑时，发现这个年轻人已经死亡。美国心理学教授指出，他的死因不仅是由于恐惧，而且是死于信念。当人和动物认定自己生还无望时，这种认定自己必死无疑的信念有时也会造成死亡的悲剧。

科学研究证明，每个人都有一种超乎寻常的潜能，它一旦被激发出来后，将使人得到意外的收获，甚至会出现奇迹。信心就可以激发这种潜能。所以患病后要尽快摆脱不良的情绪，下决心不管忍受多大的痛苦，也要顽强地战胜疾病，要相信奇迹会在自己身上发生。

（三）交际疗法

癌症患者往往容易产生一些不良情绪，这时患者如果缺乏人际间的交往，常常处于一种孤独寂寞的状态，就会使种种不良情绪无从得到良性宣泄，也无法获得他人的关心和劝导，由此，将会导致加重病情的严重后果。

所以，癌症患者得病后，一定不要与世隔绝，要积极地参加社会交往，特别是要注意建立新的社交圈子，增强与癌症病友之间的联系，用集体的力量（也可称之为"群体心理疗法"的作用）来建立自己的精神支柱。

在上海，有一个由几百名癌症患者组成的"癌友俱乐部"；在北京玉渊潭公园的八一湖畔，也有一个抗癌乐园；在南京，有一个"手挽手，走进生命绿洲"的癌友康复协会，这些都是群体心理疗法的好形式。他们有个共同的约定，或聚会，或交流，开展各种抗癌活动，举办药疗、食疗等康复咨询讲座及文体活动，其内容丰富多彩，有肿瘤专家讲肿瘤的预防和治疗，有患者谈自己的体会，还有癌症康复者介绍他们的经验。他们交流时常常是边谈边提问，边讲边议论，有问有答，气氛热烈，使参与者受益匪浅。

（四）想象疗法

想象疗法，属于心理疗法的范畴，又称"精神性疗法"或"整体机能疗法"，还有人把它称为"精神想象操"。

美国卡尔·西蒙顿医生运用"想象疗法"治好了自身的皮肤癌，自 1971 年以来，他就用编定的"精神想象操"来治疗晚期癌瘤。受治疗的患者每天进行 3 次想象操治疗。医生让他们闭目静坐，顺着指导语而开始精神想象。这些患者虽临床诊断已明确表明他们的生命不会超过一年，然而，在西蒙顿的整体机能治疗下，其中绝大多数人的生命都延长了，至少也生存 20 个月以上。另有一位喉癌患者，癌瘤几乎阻塞了她的咽喉，每天只能喝一些果汁，医生已"无计可施"，断言她只能活一两个月。后来，患者接受一位精神心理学家建议，采用"想象疗法"治疗，每天静坐在床上，排除杂念，想象自己体内的白细胞成了骁勇的"战士"，一起集中到喉头将癌细胞恶魔一个个杀死，如此只一个月，病情便有明显地好转，一年之后，癌瘤竟奇迹般地消失了。

现代医学心理学研究发现，想象疗法是借助患者的主观意念进行积极的思维和想象，提高了人体的免疫力和抗病力，从而使患者的病症得以缓解或消除。同时，人的大脑右半球司职想象功能，如果人们能通过想象改变不良刺激，就会分散脑右半球对免疫系统的抑制作用。

鉴于想象有"越想越像"的神奇功能，美国专家已将免疫系统与癌细胞作战的过程先编制成程序，然后让患者闭目、放松，再按编好的作战程序想象"攻击"细胞。结果，在 119 名接受这种疗法的患者中，有 1/4 的患者得以康复，其余 3/4 的患者也不同程度地延长了生命。

（五）安慰疗法

它是治疗癌症的一帖良药，这需要家属、朋友、医生的帮助，但在帮助病人时不能敷衍、搪塞、哄骗，但可以避重就轻。

（六）音乐疗法

就是听音乐，但是听的时间不宜过长，音量以 70 分贝以下最佳。

（七）幽默疗法

医学家们发现，癌症病人有规律地笑，可使病情得到缓解。

（八）咽津疗法

科学家们建议：吃东西时一定要细嚼慢咽，如果有时间可以试着做一做咽津疗法，病人平心静气，轻轻吐气三口，再将舌头伸出齿外唇内，上下左右搅动。当津液满口时，鼓漱 5～10 次，然后，有意念分五次把唾液徐徐送入丹田。每次练功重复三次，每日 3～4 次，坚持下去也许会有意想不到的效果。

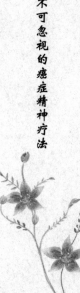

对癌症患者如何进行心理安抚

在癌症病人的整个治疗、康复过程中，专家们发现，心理因素所发挥的积极影响，是其他医学治疗方法所不能取代的。目前比较一致的认识是恶劣的不良情绪可降低机体的免疫功能，从而减弱免疫系统识别、消灭癌细胞的作用；相反，良好的心理情绪，可以提高和平衡机体的免疫功能，不但可以防止恶性肿瘤的发生，同时还可以使已经出现的肿瘤处于自限状态，最终被机体免疫功能所消灭，这就是心理因素强大的物质作用。

实际上，无论患有什么样的疾病，最可怕的并不是疾病本身，而是我们对于疾病的恐惧和沮丧，使我们完全失掉了生活的勇气。人们应该明确地认识到，一旦患了癌症，着急、悲伤、忧郁肯定于事无补；相反，只会加重病情。而采取积极、主动、坦然处之的态度，尽量使自己保持良好的精神状态，坚定战胜癌魔的信念，努力配合医生治疗，对于稳定和改善病情、提高其生存质量、延长其生存期是十分有益的。

那么，对癌症患者如何进行心理安抚呢？

1. 不同病人患病的时间长短不一，对自身疾病认识差别很大，而且每个人的心理承受能力各不相同，所以，安抚方法要灵活、多样、有针对性。

（1）对恐惧、紧张的病人应采取温和、体贴、理解的语言和态度，使病人感受到精神支柱的力量，并帮助病人认识疾病的性质，使其明白战胜自己消极的不良心理情绪在整个疾病治疗过程中的重要作用，从而勇敢地面对疾病，从精神上战胜它。

（2）对焦虑的病人应用科学的解释，说明疾病的一般知识，如病因、症状及预后，减少病人不必要的烦躁、忧虑，让其坚定信心，安心接受治疗。

（3）对治疗上收到效果的病人应及时鼓励，让病人保持乐观向上的良好心态，坚持配合治疗和护理，做战胜疾病的强者。

（4）对治疗产生怀疑的病人应由病人信任的医护人员讲明疾病的发展规律及现代的医疗手术所能达到减轻或治愈的程度，并保证治疗不会给病人带来严重后果等。

2. 发挥语言的治疗作用

安抚者的态度很容易影响病人的心理变化，同情、鼓励、安慰等语言会使病人倍感关怀，可增添病人无穷的力量及信心。所以要避免生硬的语言、过于简单的方式对待病人。

3. 调动病人的主观能动性

调动病人的主观能动性，并付诸行动与疾病做斗争是安抚病人的最根本目的。应调整和帮助病人，在情绪与认识上能从实际出发，正确对待疾病，认识疾病的真正性质及演变规律，做到"在战略上要藐视它，在技术上要重视它"，从而调动机体的有利因素，相信一定会战胜疾病。

4. 注意实际效果

医生或家属应设法使病人从长期受疾病折磨、痛苦不堪的悲观中解放出来，必须竭尽全力，最大限度地帮助病人解除疼痛，克服一切不利因素和不切合病人自身实际的治疗方法。这一工作主要由相关医护人员来做，家属乃至患者本人了解这方面知识，也大有裨益，主要从以下几方面评价实际效果：

（1）首先熟悉治疗方案的具体内容，如用药治疗的量及方法、

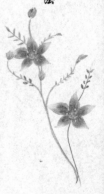

心理安抚的方法等。

（2）了解治疗前病人的状态、治疗中病人的反应、治疗后病人的效果。

（3）找出影响实际预想效果的不利因素，如意外的刺激、生活护理的质量、病情有无变化等。

（4）修改不切合病人的治疗方案；加强生活护理内容，如皮肤的清洁卫生，口腔的护理，卧床时的舒适体位，饮食的色、香、味，排便通畅与否等；增加娱乐内容，分散病人对疾病的注意力，从而提高和改善心理安抚的效果。

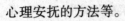

求治积极性是抗癌原动力

肿瘤科的医生经过长期的临床经验总结出癌症患者求治的积极性是提高疗效、减少复发转移、延长生命的关键。

凡是得了癌症的病人，不管你是否意识到，事实上你已经处在和癌症作斗争的第一线，每时每刻都在和癌症进行着殊死的搏斗。所以，癌症患者求治的积极性就变成抗衡癌症的原动力。

在经过西医、中医等多方面的治疗，以及患者在治疗过程中的思想情绪，都需要患者自己统筹、调整、决策，在这个意义上，癌症患者就具有双重职责，既是"指挥员"，又是"战斗员"。癌症患者应本着这种积极求治的精神，经常和许多患不同型癌症的病友们接触、联系、交流、互相参谋、激励、借鉴，不断总结经验教训，从而获得战胜癌症的信心。

一些患者一旦听说自己得了癌症，认为是"不治之症"，拒绝治疗；还有一些病人虽然接受了治疗，但配合不主动，常常不按医师的要求进行定期检查、治疗，结果病变复发，或贻误治疗时机遗恨终生。

在临床研究中发现，癌症治疗效果好、存活时间长的，大都是在专门从事癌症治疗的医务人员的努力下，病人能够积极配合，且双方合作默契，是共同努力的结果。

在癌症病人的整个治疗、康复过程中，专家们发现，心理因素所发挥的积极影响，是其他医学治疗方法所不能取代的。

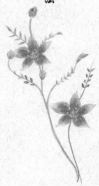

目前比较一致的认识是恶劣的不良情绪可降低机体的免疫功能，从而减弱免疫系统识别、消灭癌细胞的作用；相反，良好的心理情绪，可以提高和平衡机体的免疫功能，不但可以防止恶性肿瘤的发生，同时还可以使已经出现的肿瘤处于自限状态，最终被机体免疫功能所消灭，这就是心理因素强大的物质作用。

实际上，无论患有什么样的疾病，最可怕的并不是疾病本身，而是我们对于疾病的恐惧和沮丧，是完全失掉了生活的勇气。患者应该明确地认识到，一旦患了癌症，着急、悲伤、忧郁肯定于事无补；相反，只会加重病情。而采取积极、主动、坦然处之的态度，尽量使自己保持良好的精神状态，坚定战胜癌魔的信念，努力配合医生进行治疗，对于稳定和改善病情、提高其生存质量、延长其生存期是十分有益的。

癌症的快乐疗法

快乐疗法，亦称愉快疗法，在欧美称之为"幽默疗法"，是近年来颇为流行的防治疾病的一种自我疗法。美国、德国、瑞典、日本等国都相继开办了幽默诊所、笑医院等，那里的工作人员有一半是善于言谈、颇有感染力的幽默大师或"笑疗"专家。现代医学专家发现，癌症病人经常有规律地笑，可使病情得到缓解。

俗话说："笑一笑，十年少""笑口常开，青春常在"。笑能使人心情舒畅、精神振奋，使人忘记忧愁、摆脱烦恼、消除疲劳，有助于疾病的痊愈。

德国著名生物学家农涅，在92岁高龄接受荣誉奖章授奖仪式上致词说："今天出席大会的许多人年纪已经不轻了，对你们来说，重要的是怎样节省自己的精力。也许，你们不一定都知道，一个人皱一下眉头需要牵动30块肌肉，而笑一下只需要牵动13块肌肉，所以消耗的能量比皱眉头少得多。因此，亲爱的同行们和朋友们，请经常笑吧！"

国外有位专家认为笑对人体有十大作用，这也是对笑能治病的简要的生理与心理的分析。这十大作用是：

（1）增加肺的呼吸量。

（2）清洁呼吸道。

（3）抒发健康的感情。

（4）消除神经紧张。

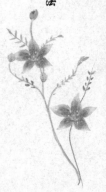

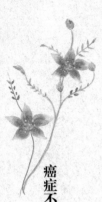
（5）使肌肉放松。

（6）有助于散发多余的精力。

（7）驱散愁闷。

（8）减轻各种精神压力。

（9）有助于克服羞怯情绪、困窘的感觉以及各种各样的烦恼，并且有助于增加人们之间的交际和友谊。

（10）使人对往日的不幸变得淡漠，而产生对美好未来的向往。

心理学家发现并经实验研究证明，幽默疗法可以使患者的身心健康有全面的改善。当病人接受幽默疗法和放松情绪的治疗后，可使患者的机体内增加 10%~14% 的淋巴细胞而增强机体的免疫功能，从而起到防止和抑制癌瘤生长的作用。医学心理的现代研究还表明，对于手术后的恶性肿瘤患者，乐观的情绪可以延缓甚至抑制癌瘤的生长，减少放疗、化疗的副作用，从而提高患者的生存质量，延长患者的生命。

目前，在恶性肿瘤的手术中，手术范围都较广，常常伴有器官摘除或者部分生理功能丧失，使患者极易产生消极不良情绪，背上沉重的精神包袱。如大肠癌（结肠癌、直肠癌）肛门改道手术，往往要在腹部建立人工肛门，这致使不少患者产生了思想负担，情绪不振，不利于病情的尽早康复。因此，对于癌症患者来说，怎样使自己的情绪能快乐起来，是一个必须着重加以解决的问题。从治疗方法上讲，这就涉及到了心理上的愉快情绪疗法，即快乐疗法。

愉快情绪疗法是指采用能引起愉快情绪、消除受压抑的不良情绪的一种心理治疗技术和措施。实施愉快情绪疗法可以通过引人发笑的手段，也可采用其他能使人产生高兴、快乐、欢悦、自豪等积极情绪的措施。在实施过程中，要充分重视患者的认识作用，因为这种认识作用可以控制和调节其情绪的表现。

对于癌症患者来说，因为心情的压抑，要想直接做到开怀地大笑是十分困难的。这时，患者可运用可控制的微笑使自己振奋起来。在做的时候一定要认真，不可三心二意，开始时是轻度的微笑，然后渐渐扩大成露齿而笑，最后就笑出声来。如果想不出有什么滑稽可笑的事情，那就假装有，然后渐渐扩大成露齿而笑，最后，还真会"哈哈哈……"地笑出声来。

为了便于癌症患者更好地实施快乐疗法，使情绪愉快，以促进痊愈和康复，我们有如下两点建议：

（1）学会用微笑来引发自己的愉快心情。运用这种微笑最直接的方式是，对着镜子先作微笑的动作，只要你笑了起来，就会笑下去，直到大笑一阵。每天定时地进行数次，每次10分钟左右。

（2）多和快乐的人在一块。现代研究证实，人的情绪有一定的"传播性"。癌症患者常和快乐的人在一起，不仅会受到欢乐的感染，还可以睡个好觉。这也是快乐疗法的宗旨。

希望癌症患者在快乐的生活中，把烦恼和苦闷都抛到九霄云外，每天精神焕发，哈哈大笑，争取早日康复，愉快地迎接美好的未来。

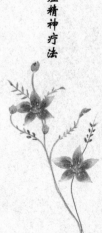

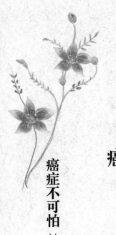

癌症的松弛疗法

　　松弛疗法亦称放松疗法，是对精神紧张的一种行之有效的治疗方法。国内外科学家发现，精神紧张（或称精神压力，简称"紧张"）能够对人的免疫系统产生消极的影响。科学研究资料表明，精神紧张能够引起机体神经功能紊乱，人体内分泌系统失调，肾上腺皮质激素分泌增加，并由此引发一系列症状。由于肾上腺皮质激素的增加，体内的正常免疫功能受到抑制，无法进行免疫监控而使细胞发生癌变，同时也抑制了机体的抗病能力。实验研究还证实，癌症的发生和扩散，与人体免疫系统功能的减弱有着密切的关系。

　　对许多癌症患者来说，精神紧张因素成了康复的最大障碍。因此，设法减轻自己的精神压力，应是癌症患者的一项重要的辅助治疗措施。对于癌症患者来说，要努力从各方面减轻自己的精神负担，包括有效的治疗、亲友的安慰、求实的态度和信心等，以使自己的精神状态得到调整，这样有利于自身免疫功能的恢复和增强。癌症患者同时要学会生理上的"放松"，要有意识地使全身肌肉、神经放松，使身体各部分放松。在放松过程中，要重视"意守"，即"一心一意，把思想集中到一个焦点"。这种建立在养生学基础上的松弛疗法，会使癌症患者感到全身轻松舒坦，甚至忘掉疼痛；同时，也调整了内部气血阴阳的运行。

　　本篇主要介绍国外相当流行的松弛疗法，由美国杰克逊博士在1929 年编创，包括肌肉松弛和日常生活松弛疗法，其目的都是为了松弛紧张的神经系统。经过多年的实践和发展，现已比较普遍地运用于临床。日常生活松弛疗法比较简单，也容易做到，如谈心、交友、阅读、种花、养鱼、听音乐以及写字、绘画等都可以使自己的精神状态放松。肌肉松弛疗法则要有一套专门的训练方法，美国癌症防治专家委员会制定的肌肉松弛法的训练程序如下：

（1）找一个舒适、宁静、光线柔和的房间，关好房门，坐在高低适中的椅子上，两脚平放在地上，双眼微闭。

（2）逐渐调匀呼吸。

（3）缓慢地进行深呼吸，在呼气时心中默念"放松"。

（4）把注意力集中在脸部，想象脸部和眼睛的紧张感就像打结的绳子或是握紧的拳头，随着呼气一次次逐渐将其完全松开。

（5）体会脸部和眼部的舒松感，此时好像有波动的气流贯通全身。

（6）紧闭双眼，脸部绷紧，咬紧牙关，然后突然全部放松下来，并让舒松感扩散到全身各个部位。

（7）用上述方法在身体各部位进行练习，从上到下的各个部位顺序是：头部、颈部、肩膀、背部、上臂和前臂、双手、胸部、腹部、大腿、小腿、踝关节、双脚、脚趾。每个部位的练习，都要配合想象，即先想象绷紧，再放松。如此循环往复，直到全身上下彻底放松。

（8）当完全放松时，在舒适宁静的意念中，静坐3~5分钟。

（9）然后慢慢放松上下眼皮，准备睁开，想象似乎看到了宽敞的房间，使意念渐渐地回到现实中来。

（10）双眼完全睁开。

至此，即已完成一段练习，可以去干日常事务了。

在进行肌肉松弛法的训练时必须掌握以下几个原则：

（1）环境和室内应保持尽量幽静，没有噪音干扰。

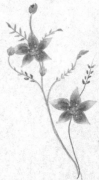

（2）患者的座位必须十分舒适。

（3）必须清除头脑中的一切杂念，使大脑也处于松弛状态。

（4）循序渐进，听其自然。开始练习时，情绪不容易安定下来，这时不能着急（如责备自己只能加重紧张感）。一般说来，经过一段时间练习，就可逐渐安静下来。把松弛当作一种娱乐，在松弛疗法中，可以配合收听轻音乐或听大海波涛录音等。

（5）松弛疗法刚开始进行时，最好每天 2 次，每次 30 分钟左右。随着对整个疗法过程的掌握，每次的时间可减为 20 分钟左右或更短一点。松弛疗法的时间，一般应安排在午餐后 1 小时或晚间睡觉之前。这样，进行松弛疗法的时间比较固定，而且，在临睡前进行也有助于提高睡眠质量，增强松弛疗法的效果。

松弛疗法要求癌症患者放松意识，注意力集中。这一步比较难做，患者要学会控制自己的意识，方法是意守身体上某个部位，如意守丹田，默念一个简单的字，想象一棵树，来达到放松的目的。当放松时，你的意识可以达到一种清静与舒适的清醒状态。

这里，有两个锻炼人专注能力的方法，推荐给癌症患者及其亲属、朋友们，不妨一试。

1. 节拍器法

配置一个节拍器，摆正姿势静坐好，然后专心听那嘀嗒嘀嗒的声音。起初听到的声音比较遥远和微弱，随着你的注意力的集中，就会感到那节拍器的声音像是在自己胸膛里的振荡，甚至像是在从室内周围的墙壁上反射回来一样。如果没有节拍器，可用钟或表来代替，比如把表贴近自己的耳朵，聆听表针发出的声音，即可进行锻炼。

2. 钱摆法

将 20～25 厘米长的细线拴在古铜钱或螺母上，然后用手捏住绳线的另一端，让铜钱或螺母静止地垂在自己的鼻尖前面，两眼盯住铜钱或螺母的小孔。当注意力集中到这儿以后，在心里反复默念"左右动，左右动"，不一会儿，你就会发现铜钱或螺母真的动了起来。这时你心里可再默念"摆大些，摆大些"，结果，摆的幅度会真的变大起来，注意力越集中，反应就越强烈。如果注意力不集中，是毫无效果的。

请注意，做专注能力锻炼时，患者应以不感到疲劳为度，切不可操之过急，适得其反。

第二章 不可忽视的癌症精神疗法

癌症的音乐疗法

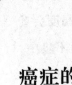

音乐对人的身心具有显著的调节作用，音乐疗法能提高人的生存质量，促进人的身心健康，在康复医学中发挥着越来越重要的作用。尤其是应用在那些对音乐较爱好或擅长的病人中效果更好，因为他们对音乐敏感，易产生共鸣。当患者听到优美、动听且欢快的乐曲，特别是与自己的心情完全合拍的音乐时，就会感到有一种神奇的功效，会忘却心中的隐痛，而渐渐进入一种心境平和、愉快欢乐的状态之中。音乐对人体的身心健康有益表现在以下几方面：

1. 对人体生理功能的影响

音乐能通过大脑边缘系统调节躯体运动及自主神经、大脑皮质功能，并刺激网状结构提高或降低中枢神经系统的活动水平，对人体产生良好的影响。

2. 提供一个发泄情绪的方式

现代医学明确指出，人的心理因素在疾病的发生发展中起着很大的作用。如情绪的过分压抑，是许多疾病发生的主要原因。心理因素与癌症发生有着内在必然联系，而保持情绪平衡的一个有效方法就是表现出来，音乐就能满足人的这一需要，为人提供一个情绪发泄的方式，能影响人的情绪，使其平静下来。

3. 交流情感

疾病使人与外界的交流出现障碍，而通过音乐能使人产生丰富的联想及表现情感，达到改善与外界交流的目的。音乐也是现实和非现实、意识和无意识之间的一座桥梁。通过想象，平衡及满足人的情感，达到治疗作用。

4. 音乐是一种物理能量

音乐是一种声音，声音是声波的振动，是一种物理能量，一定声波的振动，作用于体内各个系统发生同步的和谐共振，产生一种类似细胞按摩的作用，使其产生兴奋和抑制，从而达到降压、镇痛的目的。

在临床实践中，音乐治疗的方法有主动性、被动性和综合性三种方式。

主动性音乐治疗是通过患者自身的唱歌、跳舞或演奏来调节情绪，逐步建立适应外界的能力。

被动性音乐治疗是让患者感受音乐。在欣赏音乐的过程中通过音乐的旋律、节奏、和声、音色等因素影响人的神经系统，达到治疗作用，主要被用于精神及心身疾病的治疗。被动性音乐治疗较适合于癌症患者的需要，但在音乐的选择上要格外注意，应选择内容健康、节奏明朗、旋律优美、声音和谐的音乐。还要根据患者的具体情况对症应用，不但要考虑患者的个性、职业、修养等因素，还应考虑患者的情绪状态，所选择的曲子应适应患者的情绪。一般古典音乐、浪漫音乐及一些民歌对人有益；而节奏快、兴奋的曲子就不能用于焦虑及高血压的病人；同样较伤感的音乐也不能用于抑郁、悲伤的病人。

综合性音乐治疗将音乐与其他方法相结合，如国内的音乐导引气功疗法、音乐电疗法、国外的音乐心理疗法等。音乐治疗对众多的心身疾病均有效，综合各方面研究结果发现，采用听放松性音乐的方法，对癌症患者在整个治疗、康复中起着有效的辅助调节作用。

以下是根据治疗功效列出的一些音乐曲目，供作参考。

（1）抗焦虑、制怒类：《春风杨柳》《江南好》《同舟共济》

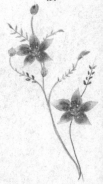

《星期六的晚上》《化蝶》。

（2）抗抑郁、振奋精神类：《祝您快乐》《春天来了》《心花怒放》《喜洋洋》《命运交响曲》《祝您幸福》《蓝色狂想曲》。

（3）治疗失眠、多梦类：《梦幻》《摇篮曲》《绿色小夜曲》《醉夜》《大海一样的深情》《春江花月夜》《二泉映月》。

（4）增强食欲类：《餐桌音乐》《欢乐舞曲》《北国之春》《花好月圆》《花谣》。

（5）解除疲劳类：《假日的沙滩》《矫健的步伐》《锦上添花》。

癌症患者聆听音乐时应全身心投入，从音乐中寻求美的感受。听音乐时每次时间在 30~60 分钟为宜，音量不要过大，要经常更换曲目，以增加注意力和兴趣，避免出现疲劳和厌倦情绪。

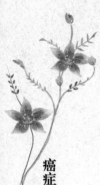

暗示疗法驱赶癌症"心魔"

　　暗示疗法是一种古老而又确有一定效果的常用心理治疗方法，在癌症心理治疗领域有相当重要的作用。而死亡的巨大威胁使得癌症患者常常"胡思乱想"，对自己进行消极的自我暗示。

　　心理学家认为，所谓自我暗示，是个人通过语言、形象、想象等方式对自身施加影响的心理过程，暗示的结果会使自己的心境、情绪、意志、兴趣甚至生理状态发生某种程度的变化。暗示的特点，全在于一个"暗"字，它常常是"不从正门，而从后门"悄悄地潜入人的意识，直接对人们的情绪和意志发生作用。

　　从医学心理学角度来看，"有病用药"是天经地义的事情，但如果能配之以积极的自我暗示，则会对疾病的康复起到一种促进作用。反之，消极的心理暗示，则能扰乱和破坏人的正常心理和生活状态，以致体内各种器官功能紊乱，使抗病能力降低。癌症患者时常冒出一些消极的想法，是十分自然的，但若是想得太多，反复对自己进行不良暗示，则对身体有百害而无一利。

　　看这样一个例子：南京有位张老师，患了结肠癌。在生病之初，他常常朝着坏的方向想。有一次看病，他挂的是 54 号，便由此联想到"54"不是"吾死"的谐音吗？学校送他入院治疗时，正巧是住在十四床，谐音"是死"，这下必死无疑了。那段时期，张老师的脑子里天天盘旋着的都是些死亡啊、灵堂啊、骨灰啊……他陷入了极度绝望之中。后来，经过医院心理医生的治疗，同事、朋友和家人

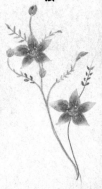

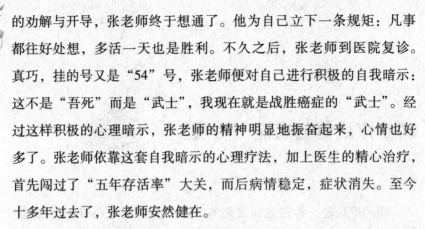

的劝解与开导，张老师终于想通了。他为自己立下一条规矩：凡事都往好处想，多活一天也是胜利。不久之后，张老师到医院复诊。真巧，挂的号又是"54"号，张老师便对自己进行积极的自我暗示：这不是"吾死"而是"武士"，我现在就是战胜癌症的"武士"。经过这样积极的心理暗示，张老师的精神明显地振奋起来，心情也好多了。张老师依靠这套自我暗示的心理疗法，加上医生的精心治疗，首先闯过了"五年存活率"大关，而后病情稳定，症状消失。至今十多年过去了，张老师安然健在。

运用积极的自我暗示进行精神疗法，不仅要求癌症患者用乐观的思维方式去看待一些问题，还要求患者能经常主动地运用一些激励式的语言，反复进行自我鼓励，比如经常在心中这样想："我的身体一定会好起来，癌细胞正在被消灭掉。"等等，以产生积极暗示的最佳效果。

科学的自我暗示，能够充分调动人的积极因素，发挥生命的潜能。心理学的实验业已证明，经历过积极暗示疗法的癌症患者存活时间会明显延长，这一疗法将使人们受益无穷。

琴棋书画四艺疗法

身患癌症者，由于病魔缠身，常常意志消沉，心情郁闷，忧愁寡欢，悲观失望，少言懒语，或饮食减少，体质日趋衰弱，甚至度日如年，往往会陷入不能自控的泥潭。这是非常消极的，是绝对不能依此而行的。大量的实践告诉我们，如能根据个人爱好，练练书法，学点绘画，或与人下棋，或抚琴弹唱等等，则对锻炼身心、陶冶情操，使生活充满乐趣和希望，促进癌症早日康复是大有裨益的。

清人马大年在《恬情小录·十供》中说得好："读义理书，学法帖字，澄心静坐，益友清谈，小酌半醺，浇花种竹，听琴玩鹤，焚香煎茶，登城登山，寓意奔棋，十者之外，吾不易也。"充分表达了读书吟诗、学法帖字、寓意奔棋、听琴玩鹤等活动，能怡情悦心、健身强体、神守祛病、益寿延年。

以书法为例，它讲究端坐凝神、专心致志、心无杂念，以收舒心畅气、练字练人之效。如唐代著名书法家虞世南写字时，就要求"收视返听，绝虑凝神，养正气和"。癌症患者练习书法，若能使精神处于相对的宁静状态，忘记喜怒哀乐，即可冲淡因患癌症而引起的精神紧张和负担，减轻癌症出现的各种病痛。

对于癌症患者来说，可以不必追求画技多么精深，自己绘画或去欣赏画，都能达到相同或相似的境地。画中有诗，诗中有画，中国的画，诗情画意较浓，如山水、花鸟、人物画，有许多寄托了画家浓郁的乡情、乡恋、乡思，欣赏之中，常会感受到一种心灵上的

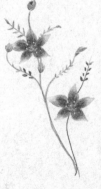

特殊享受，神情投入之时可以使人忘记精神与肉体上的痛苦。

抚琴养生，可令人恬淡幽闲，心安神宁，是我国传统疗法的一种，它的作用机理在音乐疗法中已经作了阐明。我国东汉时期唯物主义哲学家桓谭在《新论》里曾讲述了这样一个故事：汉文帝时，有位乐工叫窦公，双目失明，活到一百八十岁还很健壮，文帝听说后急忙召见，询问长生不老术。窦公回答说："年十三失明，父母哀之，教使鼓琴，日讲习此为常事，臣不能导引，无所服饵也。"从这个故事可以看出，我国古代已十分重视鼓琴的健身作用。对于癌症患者来说，鼓琴、弹奏、击打乐器等不仅可以让全身运动通经活络，而且可以使心情愉快，以利康复。现代医学研究证明，优美的乐曲可以使大脑皮质松弛，刺激人体分泌酶和激素，使内脏及躯体活动得到调节，从而有益于健康。抚琴不成者，可以听琴，只要认真投入进去，可达到与抚琴相同或相似的效果。

下棋疗法也是我国传统自然疗法之一，是通过棋类活动的参与或观赏以怡情消闷、促进身体健康的一种治疗方法。下棋或观棋除可享受艺术美感、增加娱乐情趣外，尚可寄托精神，调达情志，起到养心益智、延年益寿的医疗作用。

书画琴棋，古称"四大技艺"，对于癌症患者来说，人人均可操而习之。由此推而广之，其他一些有益身心健康的文体活动，均富有娱乐价值，只要控制好适宜的运动量，亦可随心所欲而为之，不必拘于一隅。通过这些有益的活动，会使你心情愉快、精神振作、乐而忘忧，最终战胜癌魔。

"女性癌症"需要身心照护

"女性癌症"包括乳腺癌及妇科癌，是女性最常见的两种癌症。虽然目前可进行乳房保留术或乳房重建术，但是乳腺癌患者在诊断、放射治疗及外科手术过程中，除了历经煎熬，还是要面对外观改变及心情失落的痛苦。妇科癌如子宫颈癌、卵巢癌等，既威胁生命，又影响女性生殖功能、性生活及女性荷尔蒙改变。因为切除子宫或卵巢，对女性而言，是身心遭受重大巨创，此时伴侣的支持最是重要，特别是在继续原有性生活、维持和谐夫妻关系方面。因此，"身心照护"的概念开始引进"女性癌症"的治疗当中，并日渐成为关注焦点。

一、给自己一个坚强的理由

很多女性在确诊癌症后，都会难以接受，但沮丧的心情并不是一直持续到生命的终结，心情有好有坏，这是正常的。这其中一个不错的办法便是女性朋友要进行心理暗示，找到生活的支撑点，例如孩子、丈夫或者父母。在心情变得沮丧的时候，不断地暗示自己："我要坚强，至少为了我心爱的人；伤心只会让事情变得更糟糕。"很多女性通过这种方法，都可以得到很好的帮助。

消极的心理使癌症患者的病情恶化，积极的心理则有助于病情的治疗，痊愈的可能性也就大大的增加。近来美国癌症协会的科学家们发布了一项令人振奋的研究结果：在癌症患者中，大约有10%的人会出现癌症自然消退，而且一经消退之后极少再次复发。他们对176例自然消退的癌症病人在进行长期观察之后发现，这些癌症

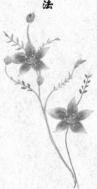

得以自然消退的患者中，绝大多数是那些平日性格开朗、喜欢运动锻炼和生活乐观的人。

由此可见，癌症能否自然消退并痊愈，与癌症者的心理因素息息相关。积极、乐观、向上的心态有助于病情的痊愈。

二、"身心照护"给爱人撑起一片蓝天

癌症的治疗对病人来说也会产生一定的心理、生理反应，如化疗药物的使用会使病人产生恶心、呕吐、脱发、身体虚弱等症状，手术治疗会产生疼痛、恐惧、自我形象受损等。人在长期的压抑状态下，精神上的苦恼会导致癌变的发生。所以，我们身边如果有家人或朋友得了癌症，我们一定要从生理的治疗和心理的抚慰两方面同时进行，以期患者可以尽快地康复。

在各种癌症中，子宫颈癌及其他妇科癌，对女性婚姻及性生活影响很大。患者担心自身女人味下降或性欲丧失的心理在所难免；有时性交疼痛，更加深病患对性事的担忧或排斥。某些切除子宫后的妇女，可施以荷尔蒙疗法，改善上述现象，但对乳腺癌或少数妇科癌个案，则可能不合适。若是另一半能共同参与治疗决定及手术过程，并协助术后伤口照顾，陪伴生病伴侣度过煎熬，加以细心呵护，则会顺利度过困难时期。

对于肿瘤患者来说，积极的自我心理调试、乐观饱满的情绪确实有助于摆脱癌魔的阴影。癌症病人应学会面对现实，相互交流抗癌经验，多多阅读与疾病和厄运抗争的书籍，还可以在力所能及的条件下进行锻炼。只要精神不垮，就可以创造生命的奇迹。

面对病魔，谁能最终胜出？拼的不仅仅是财力、身体底子，还要拼谁的心理素质好，谁有坚持到底的韧性。对于女性肿瘤患者来说，"好情绪"更是一味重要的"抗癌方剂"！因此，"身心照护"日渐成为女性癌症的治疗焦点。

癌患该如何走出"抑郁"阴霾

在癌症患者中抑郁的精神状态是如何发生的呢？

一般来说，癌症患者的抑郁以中青年多见，女性多于男性。癌症的慢性疼痛，可诱发或加重病人的精神痛苦；化疗是一种特殊的应激，由于化疗药物严重的副反应，可使病人时时感受到癌症的存在，而整天提心吊胆，尤其是癌症复发的病人更会忧心忡忡；放疗病人大多已经知道自己到了癌症晚期，加上放疗的定位、标记以及疲乏感使病人心理负担持续存在；过重的经济负担，尤其是病程较长、治疗手段复杂、治疗费用昂贵的癌症病人，心理负担都比较重；社会与家庭的不理解、歧视，及病人自身的心理承受能力有限，这些都是引起癌症患者出现抑郁症状的因素。

一般有下列症状的癌症患者应提示有抑郁症可能：

（1）睡眠障碍，如失眠、不明原因的早醒。

（2）与疾病不相称的食欲减退。

（3）回避往日好友、同事甚至亲人。

（4）情绪低落，有时会独自一人低头叹息，或流露出悲观、绝望的情绪等。

医护人员一旦发现癌症患者有抑郁的可能时，应主动接近病人，建立良好的相互信任的医患关系；要多与病人交谈，耐心解答病人的各种疑问，理解和同情病人患癌之后的痛苦心情；在选择治疗方案时，力求对症下药，减轻病人的经济负担，这可能是减少癌症患

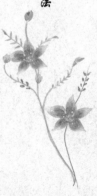

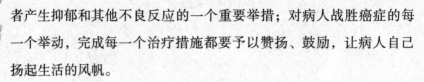

者产生抑郁和其他不良反应的一个重要举措；对病人战胜癌症的每一个举动，完成每一个治疗措施都要予以赞扬、鼓励，让病人自己扬起生活的风帆。

病人的亲属，尤其是爱人、子女，要给病人持续的感情支持，创造一个欢乐祥和的氛围。在病人痛苦的时候打一个问候电话，送一束鲜花。爱人和子女一个温柔的爱抚，都能让病人身心得到安慰，也可能就是这一小小的、不起眼的举动就会使病人渡过难关，战胜癌魔。

患者本人要主动面对患癌的事实，及时调整自己的生活坐标，看淡金钱、权力。同时经常回忆一些美好往事，勾画自己战胜癌症之后的美好未来。还可以听一些健康欢快的音乐，可有效地改善不良情绪。在恢复期可以参加一些力所能及的体力活动，以增强体质，增加食欲，提高生活质量。抑郁症状较重的癌症患者可以在医生的指导下服用抗抑郁药物进行治疗。

抑郁对癌的发生、发展有着不可忽视的影响，医护人员、癌症患者家属及社会各界都要关注这个问题，使每个癌症患者都能走出抑郁的阴影，最终战胜癌魔。

癌症不可怕
∨∨∨
谈谈癌症的心理疗法

坏心情是癌魔的"向导"

众所周知，致癌的因素十分复杂，而精神因素在癌症的发生和发展上起着重要作用。

现代医学发现，癌症好发于一些受到挫折后，长期处于精神压抑、焦虑、沮丧、苦闷、恐惧、悲哀等情绪紧张的人。精神心理因素并不能直接致癌，但它却往往以一种慢性的、持续性的刺激来影响和降低机体的免疫力，提高癌症的发生率。这些刺激主要是通过神经生理、神经内分泌和免疫三个系统的相互联系起作用的，最后使肾上腺素皮质酮等内分泌增加，进入血液循环，从而损害人体免疫功能，导致正常细胞癌变。

医学家在一项调查中发现，81.2%的癌症病人在患病前曾遭受过负性生活事件的打击，如配偶死亡、夫妻不和、生活规律重大改变、工作学习压力大、子女管教困难、夫妻两地分居等。京、沪等大城市的一项398例胃癌配对调查发现，各地都有一个共同点，即胃癌患者都有经常生闷气的情况，说明不良的精神因素可以导致胃癌的发生，同时各地调查还发现性格开朗、精神健康的人不易患胃癌。中医学也认为"七情"的过度会导致气滞血瘀而发生癌症，认为"百病皆生于气""万病皆源于心"。

动物实验也证明，在连续精神刺激下，动物体内可长出肿瘤。一位研究紧张、免疫力与癌症关系的科学家把易患乳腺癌的小白鼠放入不同转速的笼中，转速越快，小白鼠越紧张，免疫系统功能越

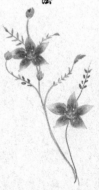

弱。转速最快的小白鼠，它们的肿瘤长得最快，体积最大。在另一项实验中，把有遗传癌症体质的小白鼠分别放在不同环境中饲养，结果发现，在有压力的环境中的小白鼠有92%长了肿瘤，而没有压力的小白鼠只有7%长了肿瘤。可见，为了预防癌症的发生，不仅要防止各种致癌因素，还应当保持身心健康。因为，坏心情、坏情绪是癌魔的"向导"。

如果我们能够做到在任何不良因素刺激下和任何逆境中，都始终保持乐观和精神健康，身体健康就有了基础。即使不幸患了癌症或别的疾病，如果能够始终保持乐观态度，消除那些不必要的精神压力和思想负担，信任医生并积极配合医务人员进行各种治疗，也将大大有利于疾病的治愈和身体的早日康复。为此希望大家做到以下几点：

（1）每天笑三次。国外专家对观看喜剧和相声表演的癌症病人进行血样检测，发现病人在笑过之后，体内正常细胞的活性大大提高。所以，要每天尽量地笑。

（2）要学会知足常乐。改变事事与人攀比，一旦目的不能实现便产生垂头丧气的思维定势，要善于在平凡的生活中寻找生活乐趣。

（3）要经常唱歌。国外一项研究发现，唱歌可以增加人体内免疫细胞数量，有助于年长者对抗癌症。

（4）要改变与人交往的方式，要变自我封闭型为积极开放型。事实证明，良好的人际关系和友谊有助于宣泄自己的不快情绪，获得他人的理解和帮助。

（5）要正确对待矛盾冲突。学会面对现实，要懂得一味退缩回避，不但不能办好事情，还会给自己的生活留下遗憾和隐患，成为干扰影响心境情绪的祸害之源。

所以，少忧郁，多乐观，万事想得开，是防癌的有效措施之一。

良好的心态是肿瘤康复的重要条件

不良心理因素与肿瘤的发病有着密切关系。而肿瘤患者的良好心理状态，则对肿瘤的康复治疗产生十分重要的影响。

一、良好的心境是肿瘤康复的重要条件

在临床医疗实践中，肿瘤患者若保持良好的心理状态，乐观地对待生活，了解肿瘤康复治疗的医学知识，改正不良的生活习惯和行为，树立战胜肿瘤的信心，积极地配合康复治疗，往往会取得良好的治疗效果，可促进肿瘤的康复，改善临床症状，提高生存质量，延长患者的生存期。

临床心理学研究表明，良好的心理状态可以从多方面促进肿瘤患者的康复。

1. 肿瘤病人的积极情绪可以使患者主动配合医护人员采取各种必要的治疗措施，并能耐受某些治疗措施的毒副反应，完成所需要的疗程，从而提高恶性肿瘤的治疗效果。

2. 肿瘤患者的乐观情绪可以使病人从思想上正确地对待癌症这一难治之症，相信癌症是可以战胜的。这样患者的情绪稳定，对生活充满希望，从而把生活安排得合理有序，像正常人那样生活和工作，为国家和社会做出贡献，提高了自己的生存质量，增加了癌症的长期控制，甚至临床治愈的可能性。

3. 肿瘤病例的良好心理状态使患者情绪振奋，具有与癌症拼搏

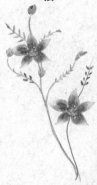

斗争的奋发精神。这样的患者往往能主动采取郭林新气功、太极拳等有效的康复治疗措施，长期坚持，风雨无阻。具有奋发拼搏精神的患者，即使遇到病情的波动也能泰然处之，在与癌症的斗争中去感受人生，创造生活乐趣，体现人生的价值。这些患者往往能取得良好的治疗效果。

4. 已有的研究资料证明，肿瘤患者的积极情绪可以有效地调节机体神经内分泌系统的功能，从而抑制或延缓肿瘤的发展，有利于各种综合性的康复治疗措施更好地发挥治疗作用，取得良好的治疗效果。

5. 有关的研究证实，情绪可以影响免疫功能。肿瘤患者的良好心理状态，还可以通过中枢神经的调节而增强机体的免疫功能，纠正机体的免疫缺陷，减轻或阻止放疗、化疗所引起的免疫功能抑制，提高机体的抗肿瘤免疫能力，促进肿瘤病人的康复。

二、消极的情绪会加重肿瘤患者的病情

不良的心理状态，不仅可以促进机体发生肿瘤，还可以促进肿瘤的发展，加重肿瘤患者的病情，对肿瘤病人来说是有害无益。一般来说，消极情绪可以从多方面导致肿瘤恶化。

1. 肿瘤患者的消极情绪可以使病人不积极采取必要的治疗措施，从而延迟或耽误有效的抗肿瘤综合治疗，失去确诊后的早、中期有利治疗时机，导致肿瘤的迅速发展扩散。

2. 肿瘤病人的消极情绪可以使患者不主动配合医院医护人员的治疗，医生难以采取有效的治疗措施，勉强接受的治疗手段不能有效地发挥作用。此外，消极情绪还可能使病人饮食锐减，因营养不良而迅速消瘦，甚至导致恶病质的提前发生。

3. 肿瘤患者的消极情绪可以使患者错误地认为癌症是不治之症，听天由命，任其自然，无所作为。患者不愿采取中药、气功、太极

拳等有效的康复治疗措施，不注意生活的合理安排，失去了宝贵的综合系统治疗机会，加速了病情的发展。

4. 肿瘤患者的消极情绪可以使病人机体早已存在的神经内分泌的失调进一步加剧，促进病情的恶化。肿瘤细胞同胚胎细胞一样按照几何级数分裂生长，从单一的癌细胞分裂形成一个巨大的肿块需要经历较长的时期，这一过程受各种内外因素的影响。癌症病人的消极情绪直接影响下丘脑对机体的神经内分泌调节，促使肿瘤快速生长。

5. 肿瘤患者的不良心理状态和紧张情绪，可以通过中枢神经系统使机体的免疫功能降低，表现为巨噬细胞吞噬能力下降、胸腺功能失调、抑制抗体产生、自身稳定与免疫监视功能进一步障碍，从而机体的抗肿瘤能力降低，促进肿瘤的迅速发展。

所以，癌症患者一定要有积极乐观的良好心态来面对疾病，坚定战胜癌症的信心来取得最后的痊愈。

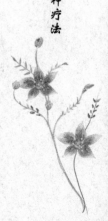

希望和信念是战胜癌症的法宝

在癌症患者这样一个特殊的群体中，个人的心理状态是治疗过程中不可忽视的重要因素。以往的医疗过程中往往注重生物性因素，如手术、放疗、化疗及生物治疗等方面，较少关注和重视病人的心理因素对癌症发生、发展、治疗效果及预后的影响。其实肿瘤的发生发展与社会心理因素有着密切的关系早已成定论。中医理论认为外感和内伤是引起疾病的因素，朱丹溪论乳腺癌的发生归结于"忧怒郁闷，朝夕积累，脾气消阻，肝气横逆"所致。现代科学通过对肿瘤的精神神经免疫学的研究表明：人体的免疫功能可以使抗肿瘤细胞增殖，精神因素就是通过对免疫功能的影响而使肿瘤发生、发展或抑制的。健康人体内正常细胞也可能突变而形成癌细胞，但机体正常的免疫系统具有监视、抑制和消灭这种突变细胞的能力，使其无法形成癌瘤。而长期处于消极心理状态者其免疫功能往往受到限制，在不良情绪状态下，可促进转移肿瘤细胞发展，导致患者加速死亡。因此，许多学者认为不良心理因素是促癌剂，情绪不良是癌细胞的活化剂。国外学者在对癌症患者精神生理状态的调查研究中，发现缺乏忧虑和抑郁反应，对人生看法乐观的患者，其体内的病灶在未经治疗时出现癌细胞退缩或自然消退的现象，晚期癌症病人可由于坚强的信念和斗争精神而延长生命。

在临床工作中常常能遇到如下情形：性格比较内向、有一定社会地位、有相当的经济实力、身兼重要岗位职务、略有一些医学常识但似懂非懂者，患了癌症后，瞻前顾后，既怕单位知道后职位难保，又担心生意上或金钱上的损失，或者担心工作、家庭等方方面面的问题，精神颓废，不思食寝，使得病情急转直下。相反，即便知道自己患了癌症或者是病情到了相当的严重程度，但是性格开朗、积极向上，能够正确面对现实，抱着积极的态度配合医生的治疗，仍能够得到令人满意的结果。

现代医学模式认为：癌症是人们的心理、生理和环境体系中所有相关因素互相作用的结果，癌症的治疗除了躯体治疗外，同样需要心理治疗，且贯穿于癌症治疗的全过程。因此，从事肿瘤治疗的医护人员在为癌症患者诊治的过程中，除了进行规范准确的生物学治疗外，首先医护人员应给病人一个信号，那就是治疗肿瘤的自信心。另外还要比平时更加注重、关心和爱护癌症病人，多进行积极的开导、安慰和鼓励他们正视自身的疾病，勇于积极面对，增强战胜癌症的勇气和信心，以便更好的配合治疗，从而使得癌症患者们拥有更高的生活质量，以期获得更长久的生存时间。除此之外，在医护人员注重关怀患者的同时，最重要的是肿瘤患者本身的自我心理调节，乐观积极的心理状态有助于提高患者抗癌的自信心，改善生活质量。肿瘤患者应该勇于面对现实，主动了解带瘤生存的抗癌勇士们的生活经验，可以多阅读一些鼓励人与疾病和厄运抗争的书籍，增强精神安全感和抗癌信心。还可以在力所能及的条件下积极地做些适当的事情，例如工作、锻炼、兴趣爱好等，以保持一种良好的心态，同时还要认识到不良心态的危害，乐观处世，积极寻求心理平衡点，学会淡忘过去，展望未来。总之，保持良好心态及战胜癌症的坚定的信心和持久的恒心，对于肿瘤病人来说是非常重要的，因此，广大的癌症患者要积极勇敢地面对病魔，保持良好健康的心境，心中充满对未来的希望，尽情地享受美好人生。

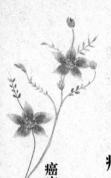

癌症性格的人要学会清理情绪垃圾

癌症性格，是指容易导致罹患癌症的个人性格特征。性格与人得癌症关系密切，据有关统计资料显示，癌症病人一般有某些特定的性格特征，具有这些性格的人较其他性格的人更容易得癌症，因此被称为"癌症性格"。

癌症性格也称 C（cancer）型性格。C 型性格的人，往往对人际关系过分焦虑，对获得别人的赞赏有过高要求，感觉压抑、爱生闷气，过度克制压抑自己的情绪，有泪往肚里流。他们常幻想以克制、忍让、屈从的行为方式，博取别人的认可与喜欢。然而，他们设定的种种"应该"、"必须"的准则，只能囿限自己的生活，却对别人的行为毫无约束力，结果往往事与愿违，使自己终日郁郁寡欢、消极无助。另外，C 型性格的人不善与人交往，对不幸之事内心体验深刻，过分忍耐，因而长期处于压抑状态，乃至不敢正视矛盾，抑郁寡欢，这样难免会使免疫功能下降，因而导致各种代谢机能发生障碍，诱发各种癌变。

C 型性格的心理活动特色，反映了不良心态得不到合理合情的宣泄，由于封闭、压抑，身体的生理活动也会是消极的，从而导致癌症的发生。我们不能无视这条警报：如果负性情绪不从心里被扔出来，就会从身体表达出来。所以，防癌首先要学会清理"情绪垃圾"。

事实上，要做到从精神、情绪上防癌，首先就要改变癌症性格，追求东方哲学中的"平和"，要学会保持乐观情绪，振作精神，善于自我安慰、自我解脱，工作有劳有逸，能保持良好的同事、群体和家庭关系，避免急躁、暴怒或郁郁寡欢；要学会清理"情绪垃圾"，以达观的态度对待烦恼和不幸，让自己从不良情绪中解脱出来。

专家指出：中国人当中具有比较典型的 C 型人格特征的是一些带有较强传统意识的中年人。他们常常为了面子而强调家丑不可外扬，同时家庭观念又特别强，所以只要子女"不成器"，就会整天处于一种负性情绪体验中，不仅不释放这种负性情绪反而拼命地压抑与忍耐。中国女性这个特点比较明显，很多乳腺癌病人就是属于这种性格。

对此，C 型性格的人首先应多交朋友，开阔心境，遇事及时向朋友倾吐，多参加集体文体活动等；其次，关心自己的同时更关心别人，在别人感到你是有用时，你就会体味到自身的价值，来增强信心；再次，要学会认识自己的长处和短处，要克服回避矛盾和过分忍耐的缺点。

每个人都需要建立一个社会支持系统，有两三个可以让你倾诉的好友或家人；追求完美的人，要学会欣赏自己，宽容别人，把标准降低；容易消极的人应该学会得失的转换。要注意调整情绪的"高压锅"，气压高时要学会放气，最简单的就是做做深呼吸、到空旷的地方大喊几声，也可向专业的心理咨询师求教。总之，一定要找到适合自己发泄不良情绪的管道，及时将"情绪垃圾"清除出去。

另外，肿瘤患者更要学会"慢生活"。有太多的患者，一经指点以后常常很后悔："我当时就是想不通，就知道拼命，拼到后来都不知道是为了什么？"很多人只有到生了病才觉得："我怎么这么糊涂，把命都赔上了。"

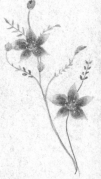

专家表示，现如今，发达国家开始讲究"慢生活"，这也是一种"回归"。慢生活，是一种生活态度，是一种健康的心态，也是一种积极的奋斗，是对人生的高度自信。因此，要适度学会慢生活，学会适度放慢生活和工作的节奏。特别是对于那种拼命三郎的人，就应该这样提醒他：生命没有了，其他还有意义吗？

癌症病人要学会自我减压

很多人在怀疑自己是否得了肿瘤或在确诊为肿瘤时，常会产生各种复杂的心理。因人们对癌症的认识各不相同，加之每个人的人生观、价值观、心理素质以及性格、修养也不相同，所以对患肿瘤所产生的心理也不尽相同。

有些癌症病人会表现得毫不在乎，过于超脱，也不积极治疗，听之任之；有些人则过度紧张，忧虑重重，恐惧害怕，抑郁消沉甚至悲观绝望；而有些人则能正确认识，勇敢而理智地面对疾病，既不恐惧害怕，也不掉以轻心，而设法争取时间，积极配合治疗。

病人持有何种心态，这对肿瘤的治疗及康复至关重要。前两种心态均对治疗不利，后一种心态应是我们所提倡的。然而并不是所有的病人从一开始就会有一个良好的心态，绝大多数都需要一个逐渐调整的过程。在调整过程中他人的鼓励、帮助是一个方面，但是重要的是自我心理调节。那么，如何才能做好自我心理调节呢？

1. 了解有关知识，正确认识肿瘤

患者自己对肿瘤要有正确的认识，需要了解一些肿瘤基础知识，了解目前医学界对肿瘤防治观点、研究动态以及发展的趋势。近几十年来，人类为征服肿瘤做出巨大的努力，取得了明显的成效。恶性肿瘤不再是绝症。当今的时代，科学技术日新月异，我们应改变自己原有的习惯看法和陈旧观念。应当承认恶性肿瘤是一大类防治较为困难的疾病，但只是人类疾病的一种而已。肿瘤造成的后果并

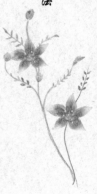

不比心肌梗塞、中风、高血压等更为严重。

然而人们对肿瘤的心理压力却远远超过这些疾病。我们什么时候听说过冠心病、高血压、肺气肿等慢性疾病可以治愈呢？比较一下周围的人们，就可以发现，治愈后肿瘤病人其生活能力，比严重的糖尿病、心脏病等患者要强得多，治愈后的肿瘤病人可以有正常的工作能力，且轻松愉快地生活。

2. 勇于面对现实，树立坚定信念

人的一生谁也免不了会患有这样那样的疾病，尽管人类在自身保健预防疾病上做了许多工作，但有些疾病仍然会不期而遇。无论是大病小病，恶性还是良性，我们都应该有唯物主义的态度，坦然面对这一客观现实。尤其是对恶性肿瘤，就如同针对凶恶的敌人一样，要有勇于斗争、敢于胜利的决心，要树立一个强大的精神信念。如果患者在各种挫折下丧失了斗争的信念，精神也被打垮，那么即使是有希望治愈的疾病，最终也会无药可救。更何况在科学技术飞速发展的今天，随时都可能有新的抗癌药物或治疗技术被发展并用于临床，在恶性肿瘤的治疗上随时都可能有重大突破，生命每延续一天，都可能会获得新的机遇和希望。所以对患者本人来说，只要还有一口气，一线希望，其信念和精神就决不能垮掉。

3. 提高心理素质，善于自我调节

即使是一个心理素质很好的人，在开始怀疑是否得了肿瘤到检查确诊之后，以及在进行治疗和后期康复中，都会有一个心理的波动和变化过程。那么就需要患者善于进行自我心理调节，这是每一个肿瘤患者应该重视并且必须重视的问题，应积极努力地去进行调整，保持稳定的心理状态，并进入一个良性循环。多数情况下，病人的心理状态是呈阶段性变化的，往往是复杂而矛盾的，既留恋美好的生活，对未来抱有希望，又不堪忍受疾病的折磨，有时随着某种治疗的失败或病情的发展和恶化，再次失去了勇气和信心，这是最不可取的。对患者而言，越是病情严重的时候，越需要顽强的毅力，鼓足精神与病魔抗争。积极的、向上的、乐观的生活态度是每个病人所应持有的有力"武器"。

　　既然癌症不再是绝症，早期癌症完全可以治愈，即使是晚期病人仍然有治疗办法，有的可以减轻痛苦，有的还可以长期带瘤生存，因此，癌症患者完全可以学会减轻自我心理压力，调节自己的心理状态。打打气功、太极拳，玩玩各种游戏，看小说，看电视，听音乐，做自己乐意做的事，都是使身心松弛的好方法。患者在力所能及的情况下，适当劳动，外出旅游，有时会收到意想不到的好效果。若紧张焦虑的心情不能控制时，可适当的用点抗焦虑药或抗忧郁剂，如安定等，可帮助睡眠，对心理不良反应有一定的解除作用。心理负担也可向家人或医务人员倾吐，以得到有益的帮助和劝慰，对解除和排泄压抑的心情也是有好处的。保持良好的心理状态，保证吃好、睡好、休息好，能够增强自身抗癌能力，有利于肿瘤的治疗与康复。

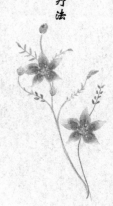

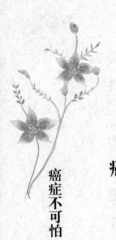

癌症复发后的心态调整

很多患者对癌症复发都非常恐惧，常有这样的情况，病人在早期诊疗很顺利，病情得到好转，但后来又突然复发了，因此患者对于医生的治疗方法究竟对身体和心理有多大程度的帮助，心里七上八下，疑疑惑惑。癌症复发病人的心理表现：

1. 严重的焦虑、抑郁

复发是癌症病人最为恐惧的事情，给病人带来的心理创伤往往要比第一次严重得多。癌症的再次复发，使病人失去信心，悲观绝望，担心拖累家人、朋友，害怕痛苦。有些病人则陷入深深的绝望之中，认为自己的病情已无好转的可能，生命马上就会结束，因而表现出严重的焦虑、抑郁，无法入眠、坐卧不安、厌食、拒食等。

2. 强烈的愤怒、恐惧

由于癌症的复发，病人的精神再次遭受强烈的打击，病人已无法忍受，在悲叹自己的命运、感叹世道不公的同时，恐惧心理愈发强烈。伴随着躯体症状的日益加重，死神的步步紧逼，他们康复的信心和希望渐渐消失，随之而来的则是一种强烈的愤怒，仇视周围的一切，看什么都不顺眼，将自己的满腔怒火发泄到每一个人的身上，稍不如意就大发脾气，有时会出现怨恨医生、责骂护理人员等情况。

为了排除患者对复发的恐惧感，克服康复过程的心理矛盾，首先应该使患者认识到，建立起有益于康复的心理状态不会是一帆风顺的过程，而是一条变化莫测、蜿蜒崎岖的道路，我们应鼓励患者，不要把全部希望寄托在治疗上，不要两眼只盯着医生，而应该调动自身的能量去遏制癌症的死灰复燃。

另外，让癌症患者牢记的两件事情：

第一，必须向能够帮助自己重获健康的每一个人伸手求援，向家人、好友、医生护士要求更多的爱护和照料，请他们理解和宽容你的情感需要和情绪波动，你与绝望搏斗的力量和勇气正是来自他们宽厚的爱心和支持。

第二，不要想象疾病的最终结果，决不做任何重大的决定。如果你认为将来会像现在这样痛苦不堪，必然会自暴自弃，加剧生理状况的恶化。请你记住，恐惧和痛苦都是暂时的，由此带来的烦恼与绝望也必将过去。一旦渡过难关，你会平心静气地思考眼前的障碍和克服的方法，你应该把全部精力用于证明你能渡过难关，你有能力正视和考察疾病复发的原因和意义。不要把癌症复发看成是治疗的失败，而应把它看作是体内富有心理暗示意义的生理信息。这些信息的意义可能是：

（1）患者可能无意误解地屈服于情绪冲突，病情的复发提醒你，需要解决冲突，以及请专家帮助做更进一步的治疗。

（2）除了病重的时候，患者可能平时尚未找到满足自己情感需要的方法，请仔细回忆疾病带来的"好处"，找到满足自己需要的适宜方式。

（3）患者改变生活方式过程中，可能求胜心切，造成了心理紧张，复发便是身体向你发出的警告，欲速则不达，要量力而行。

（4）患者在获得明显好转后，自鸣得意，放弃了先前的标准，又被紧张事件所裹挟，人们常习惯满足一时的需要，而难于将新的生活方式坚持下去，复发恐怕就是对人们的惩罚吧？

（5）可能患者并没有真正满足自己的情感需要，仍干着跟自己

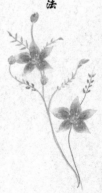

过不去的蠢事，复发就是提醒你别欺骗自己，要把自己的正当需要和健康当做头等大事，认真对待。

以上列举仅为疾病复发带来的一部分信息，癌症专家们可帮助患者搞清楚复发的全部信息意义。然而，最重要的是患者必须积极探讨自己的内心世界，清楚了解这些信息的内涵，如俗话所说的"解铃还需系铃人"。

另外，患者认真检查复发前那段时间的生活和情绪的变化，出了什么事，自己的做法与过去有什么不同，家人和朋友对事件和你的做法有何评价，这些对你检查复发原因都大有帮助。这样做也可以重新评价自己在康复过程中的努力成果，以便调整自己的信念和生活方式。

第三章　共享抗癌故事

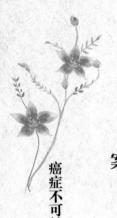

案例一：最好的医生是自己

老王是一名退休干部，2001 年 9 月因肝部不适到北京 301 医院就诊。经 B 超、CT 检查发现右肝上有一个肿块，因而被确诊为原发性肝癌、肝硬化、脾大。这个诊断对老王来说简直就是晴天霹雳，精神上受到了极大的打击，脑子一片空白，全家人也是如雷轰顶。

按照医生的意见，老王实施了肿瘤切除术，之后进行放疗、化疗。回顾老王的病史，他认为得了癌症并不可怕，可怕的是无知和不正确的治疗。正确对待疾病必须走中西医结合的道路，选择科学的治疗方案是战胜癌症的关键！

老王说："在命运面前我是不幸的，然而在癌症面前，我却是幸运的。如今已过了好多年，我却依然健在，而且生活质量较高，能吃能睡，体重适中，能自驾车随处旅游，爬山、打乒乓球、步行成为我每天的必修课，保证每天运动一个小时。其他时间我也会游山玩水，或找朋友聊天，或练习书法等。不认识我的人见了我根本看不出我是曾经患过癌症而从鬼门关爬过来的人，凡熟悉并了解我的人见了我都向我投来惊讶和敬佩的眼光，就连医疗战线上的一些知名专家也不得不承认我创造了生命的奇迹。回想几年来，我的心理历程也是经历了痛苦到欢乐的过程。刚被确诊的心情实在是难以形容，全家人都跑到了北京，都简直不敢相信这突如其来的事实会是真的，总希望是误诊。我就像被宣判了死刑一样，连续几天几夜未眠，术前甚至把自己的后事安排好，术后在离开北京的一刹那，我对北京的所有建筑物看一眼再看一眼，心想这就是和北京永别了，很多往事如潮水般涌上心头。想想自己辛苦了大半辈子，到了应该享清福的时候，偏偏'灭顶之灾'就降临到自己头上，真是思绪万千，辗转难眠。那一段时期终生难忘。后来我通过阅读书籍等逐步开了心窍，既然到了这一步，消极、悲观、等待、绝望又有什么用呢？倒不如面对现实，正确对待。在几次化疗期间我都以积极的心态配合医务工作者。他们和家人也给了我治好病的勇气和力量，取得了令人满意的效果。"

在生病的过程中老王觉得心理调整非常重要，康复训练也很重要。在这一点上他的体会是：

一、心理健康即精神疗法是康复的前提。

如果没有一个良好的心态，精神崩溃了，哪怕是再好的药物也没有好的治疗效果。出院后他自己订了不少有关防癌抗癌的书籍，学习了这方面的知识，从而大大增加了与癌症抗争的信心和勇气。除了这方面，他还增加了自己的体育锻炼，在院子里安了乒乓球台，每天都要打，还和朋友们一起爬山，一起下河，和孙女、外甥一起挖野菜、摘酸枣，呼吸山中的新鲜空气，玩得实在是快乐。总之，天天保持一种快乐的心情、开阔的胸怀，再也不去考虑死神何时向其招手。

肿瘤患者一般体质较差，特别是经放化疗后需要加强锻炼增强抗病能力。生命在于运动，没有一种药物可以代替运动，相反运动可以代替很多药物。老王的经验是：活动，要活就要动。几年来，只要是好天，他都要坚持外出活动，早晚步行3～5公里，中午雷打不动睡上一个小时，晚上九点准时睡觉，不管什么大事都不能改变他的生活规律。所以他的身体情况较好，平常也没什么小病。

二、饮食调节上注意合理膳食，营养搭配。

老王平常注意合理调节三餐饮食，粗茶淡饭，经常吃一些新鲜

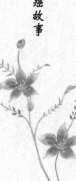

水果，还吃一些有防癌作用的食品，如大蒜、洋葱、海带、香菇、黑木耳、西红柿、胡萝卜等。

总之，癌症病人在康复期千万不能马虎，不能见效就收，做完手术、放化疗后也要坚持中西结合用药，再加上适度的运动，才能取得好的效果。

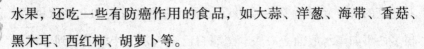

案例二：抗癌明星的"愉快疗法"

　　每天早晨，旺苍县城印月潭公园的大门一打开，首先迎来的是手提鸟笼的老人们到公园遛鸟。其中有位年届古稀的老人，脸上挂着愉快的微笑，他就是"抗癌明星"杨国杰。他用"愉快疗法"战胜了肝癌，创造了生命的奇迹。

　　从教40年的杨国杰，1994年上半年，他感到肝区剧烈疼痛，但却一直未去医院治疗。10月2日，东河镇教办把杨国杰送到医院。13日，医生为杨国杰做手术，打开腹腔，肿块已有拳头大，而且位置特殊，夹在肝脏中部，紧紧挤压着动脉血管，根本无法切除肿块，医生无可奈何地为他缝合还原，告诉家属："他顶多还有6个月时间！"

　　杨国杰绝望了。这时，医院著名肿瘤专家何教授来到病床前安慰他，并给杨国杰讲了几个"抗癌明星"的故事，鼓励杨国杰。

　　杨国杰牢记何教授"乐观的心态比药物治疗更重要"的话，顽强地与病魔抗争。他坚持每天散步、逛花园，与病友交流，向医生请教。在医院治疗半年时间，杨国杰的病情从稳定控制到逐步好转，奇迹终于在他身上出现了。

　　出院以后，杨国杰逐步完善自己的"愉快疗法"，并总结出8句话：藐视疾病，放松心情，培养情趣，乐观向上，广交朋友，合理膳食，生活规律，坚持锻炼。他早上出门遛鸟，做保健操，打太极拳；中午读点书，写点诗词楹联；下午和鸟协会员一起到高家沟爱

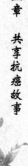

鸟亭，享受养鸟的乐趣；晚上看电视并和老伴拉家常。在生活上则多吃绿色食品。

杨国杰创造了生命的奇迹，成了"抗癌明星"。杨国杰还打算把自己的"愉快疗法"写成文章介绍出去，让更多的癌症患者摆脱疾病的折磨，重获健康幸福。

再看下面几个"抗癌明星"的故事，面对绝症，他们没有坐以待毙，消极度日。他们选择了坚强，对生活的热爱，对生命的执著，让死神也为之却步，从而网开一面，让他们的生命之路继续延伸并谱写了一曲曲令人感动的生命赞歌。

身患两癌要活108岁

许叙文老先生，见到他的人都觉得他的眼睛比一般老年人更加清澈明亮。老人自己自豪地说，自己的视力在同龄人中是佼佼者，看报不用老花镜，还写得一手漂亮的蝇头小楷，这让人难以想到他曾因患脑垂体瘤导致左眼全盲、右眼偏盲。医生曾说如果再延误一星期就会出现不可逆转的双目失明，但他积极配合治疗，一共在四院"照了25次光"。垂体瘤手术后至今，他坚持练眼功，是他自己独创的"眼功"：闭目转动眼球，左转108下，右转108下；推眼，从两侧向中间推挤眼球108下。当有人问他为何要做108下，老人哈哈一笑说道："因为我要活到108岁！"

祸不单行，后来许老先生又患胃癌，手术后因肠梗阻引起多次急腹痛，痛苦万分，每次都要住院，还得禁食、打止痛针。后来他发现用某种取暖器镇痛效果不错，于是写了《术后急腹痛的自我防治》一文登于某报，几年后他还发表了《胃癌术后6年话抗癌》一文，分享给更多的癌友。他一直积极帮助其他癌友，因为他坚信：科学定能战胜疾病，施善之人定能长寿。

生命已延续三十多年的龚丽云

一位瘦弱而精神矍铄的老人，1981年5月，才四十多岁的她在医院被诊断出患结肠腺癌，经手术切除了2尺大肠。据说医生曾跟她的单位领导交代，即使能顺利化疗，也活不过两年，可如今她术后已活了三十多年。诊断出癌症后的那段治疗时间内，她意识到，不能坐以待毙，要勇敢面对现实，与病魔抗争，听说有"吸吸呼"锻炼法可以防癌，在医生的指导下，每天进行"吸吸呼"锻炼。几个月后免疫功能增强了，白细胞上升至5000多，身体状况也好了很多。

在活过两年的生命预期后，她主动要求返回单位上班。单位领导答应她上班"试试"，这一试就是8年，期间从未请过病假，直到退休。她不仅自己积极锻炼治疗，还把抗癌作为一项事业来推广。从1983年秋开始，她建立了郭林新气功辅导站，业余组织癌友们学功，相互交流、鼓励，无形中产生了康复效应，并于1993年创建了无锡市癌症康复俱乐部，让更多癌友受益。

综观这几位被评选为"抗癌明星"的癌症患者，他们的疾病不尽相同，但他们的想法都相似：永远不把自己看成是绝症病人，始终保持乐观心态，树立与病魔做斗争的勇气和信心，相信疾病是可以战胜的，并且真正战胜疾病的是患者自己，医生只能帮你从生理上治疗病痛。

当人们在面对生命中诸多疼痛的时候，永远保持勇气和信心，才能创造生命的奇迹。

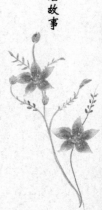

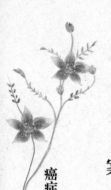

案例三：让生命永放光彩

生命对于每一个人只有一次，从死亡边缘走过来的人，会更加感到生命的珍贵和神圣，更能体会到生命给予我们的责任和义务，只有经过生与死的考验，才会更加认识到人生的意义。

1992 年初，张女士才 42 岁，从某铁道医学院在大连举办的高级护理班学习归来，正准备甩开膀子大干一番的时候，却没有料到生命中最大的灾难正在悄无声息地逼近她。一次上夜班时，吃完饭不到一个小时就全吐了出来，后来吃饭后呕吐愈加频繁，甚至发展到饭后必吐，吐光以后觉得还舒服些。4 月中旬，在丈夫和女儿的"勒令"及"挟持"下，她终于来到了胃镜室。检查的医生对她的丈夫说："肉眼都可以看到一个菜花状的癌堵在幽门处。"几天后，多家医院的病理报告证实了医生的话：幽门低分化腺癌进展期，据说这是胃癌中死亡率最高的一种。

在单位和家人的精心安排下，10 天以后就在张女士工作的某铁路中心医院顺利地做了胃切除手术。当知道结果那么可怕，她也感到了前所未有的悲凉！女儿大学毕业还没找到工作，与丈夫团聚才五六年，事业、家庭哪一样不揪扯着她的心？胃只剩下 1/5，每次只能吃一点点，加上几次化疗，头发大把大把地掉落……出院后她的情绪一度低落，并不相信癌症能治愈，更怕转移和复发。

那时家人的想法只有一个，就是决心为她筑起一道阻挡死神的生命护栏。看到丈夫和女儿的努力，张女士也开始慢慢试着改变想法。因为她是一名医务工作者，道理上知道一个癌症患者应该以什么样的心态面对疾病，但真的自己患上癌症，那种消沉、恐惧的心理似乎是无法摆脱的。但如果她不想失去亲人，也不想让他们失去她，她只有让理智占上风。当想通了这些，她逐渐确定了自己的抗癌方针：首先精神不能垮，要有不怕死的信念；拼搏求生，哪怕有百分之一的希望，也要做百分之百的努力；要面对现实，不要光想烦心事，保持乐观心态；坚持科学综合的治疗，严遵医嘱合理用药；从不求神拜佛，也不听巫医之谈，更不随便购买广告上的保健品；对周围的一切充满爱，心情愉快了，才能微笑面对生活，才能让生活之树常青、健康之花不谢，才能建立融洽的工作环境和生活氛围。

张女士治疗结束后就开始上班了。那些日子她能精神抖擞地出现在病人面前，并能年年全勤，从没有休过病、事假。她说这些都多亏了社会、单位的领导同事、家人朋友，尤其是她的丈夫和孩子！前期由于化疗，身体虚弱的她连自行车都上不去，丈夫就每天用自行车接送她上班；吃不下饭，丈夫就变着花样地给做软的、易消化的食物；头发掉光了，女儿就帮着买假发……和死神擦肩而过后，她对周围的一切更加充满了爱，对什么都更加感兴趣。谁家住房有困难，她就主动帮助寻找解决；那个大龄青年没有找到对象，她也主动牵线搭桥；有病人需要帮助，她更是义不容辞，跑前跑后不厌其烦。虽然有时也累得腰酸背疼，但心情特别好，虽是病人，但还能为大家做点力所能及的事情，还能为大家和社会服务。

1995 年，张女士就成了西安抗癌俱乐部的一名成员，时常给癌友们讲她的亲身经历，通过"话疗"真切地让他们感受到信心和勇气对于癌症病人是多么的至关重要。

患癌这么多年，她觉得周围的人和事都是那么美好，丈夫体

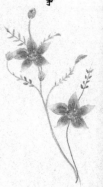

贴、女儿懂事、女婿孝顺、外孙可爱……反而觉得生病以前忽略的东西太多了。在医院工作 40 年来也做过许多不同的工作，原来是漫不经心、得过且过，患病后就不同了，不管领导叫她做什么，她都尽心去做，充分体现了一个人的价值！也许是因为有这样的心态和科学的抗癌方法，她渐渐成为抗癌俱乐部的癌寿星了，她还常常给他们打趣地说："不怕挣得少，就怕死的早，只要活着，就有国家和党给我发工资，不用争不用抢，健康一天，享受一天，不仅自己快乐，也不给别人和子女添麻烦，家庭也幸福、社会也和谐。"

当她 2001 年获得抗癌明星六连冠时，多家媒体采访她，她都会说同样一句话："不幸患癌、有幸当星。"现在，她的想法还是这样，不能说她必须感谢这场疾病，但它确实让她的生活从此更加精彩，而且一切都顺其自然。

平时的工作和学习中她有三乐：自得其乐、知足常乐、助人为乐。只要把握好这三乐，生活过得有滋有味、非常惬意。虽然她是个病人，但有了这三乐，确实让她的生活更加充实、潇洒、愉悦。

人常说："寿在长乐。"张女士把癌症病人的生活概括为"一个中心、两个基本点"，即以身体健康为中心，活得潇洒一点，对他人宽容一点。她把生活安排的紧凑丰富，压根就没有时间去想她还是一位病人，心里想的是如何去热爱工作、热爱生活、热爱学习，对朋友对家人充满无限的爱。另外，平时勤工作，凡事讲道德，从不做损人利己的事情，这样就能轻松愉快的生活，对人对事问心无愧，万事无忧，这也是战胜癌魔的一个重要因素。

张女士一度的座右铭是：把健康比做一，钱、权、名、利比做零，只要有了健康这个一，加一个零为十、加两个零为百……如果健康这个一没有了，多少个零加起来仍等于零。

心情舒畅、精神抗癌、群体抗癌，无疑是一种力量，让这种力量与时俱进，让所有的人都明白，只要有健康，家庭才能和睦，生活才能小康，社会才能发展！

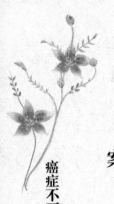

案例四：面对癌症不要放弃自己

大概是 24 年前的 4 月份，胡阿婆家里刚做起小卖部的生意。有一天，她突然感觉自己喉咙里面好像有东西堵着，说起话来断断续续，很是难受。在这之前，也曾经常不舒服，她以为是感冒导致，是没什么大不了的毛病。儿女们却很着急，在他们的坚持下，把胡阿婆送到医院做了检查，检查结果却是要切除扁桃体。

原本以为切除扁桃体之后就不会有大碍了，而胡阿婆安逸的小日子没过上几天，又难受起来。这次医生们也不敢怠慢了，马上进行全身检查。检查结果却令胡阿婆心凉了半截——颈部淋巴癌。

1989 年的 6 月份左右，家里商量决定将胡阿婆送到杭州的肿瘤医院进行手术。手术前，医生的"十分药三分效七分靠自己"这句话让胡阿婆到现在还记忆犹新，持续 4 个多小时的手术很成功。

出了医院，经历过太多变故的胡阿婆心里很平静，她想顺其自然吧，过一天是一天，但是每一天一定要过得有价值，今天没死我就该做什么做什么，让自己开心，保养好自己的身体。

胡阿婆说生病就像打仗，你要是败了的话你就被它灭了，但是你要赢了的话，你就活了。所以当你不怕死的时候，你就什么都不怕了。

得了癌症这种病，心态很重要，有些人是被吓死的。胡阿婆说："我的脖子这边切了很多刀，这些病都没有要了我的命，我还是活得很好，所以得了病的人一定要把心态调整好。"

胡阿婆说自己比较看得开，比较坚强，得了这种病的人要有感恩的心，感谢家人的爱，感谢朋友的关怀，感谢大自然，感谢所有的一切。其实我们得了病，就是死了，家人的日子也得过下去，所以不要担心。你要是把自己的病治好了比什么都强。

目前，胡阿婆精神很好，天气好的时候去公园锻炼，练练气功，有时候逛逛公园，找老朋友聊聊，早上还出去买菜。

84 岁的胡阿婆说每天有空就去探望生病的朋友，毋庸置疑，阿婆的朋友们在胡阿婆的开导下，已经开始直面病魔了。胡阿婆还说，她年轻时候唱歌很好听，扁桃体被切除后又经历了几次手术让她不能唱歌了。但是胡阿婆并没有因此而灰心，她学会了弹钢琴，没事的时候就弹唱一曲。

在胡阿婆家里，有张桌子上面盖了层玻璃，下面铺满了各种游玩的合照，照片里的胡阿婆脸上笑得很开心。桌子的正中间还有一个醒目的"浙江省第五届抗癌明星"的荣誉奖牌。

这让人突然明白，纵然万种不幸，当癌症降临的时候，你能有几种选择？没有人是神仙，也没有人有特殊功能，所以就像胡阿婆所说的一样，自己千万不要放弃自己，要乐观地面对每一天！

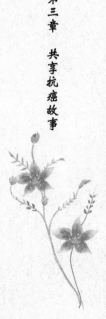

第三章 共享抗癌故事

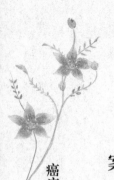

案例五：老汉身患肝癌创造奇迹

苏大爷是一位 1946 年参军、1947 年入党的老革命。"小时候家里穷，小学差一点没念完，都是靠着当时老师、同学的帮助才毕了业，新中国成立以后又在党和政府的关怀下我读完了夜大。"苏大爷说。从那时起他自己心里就打定主意，等条件好了，一定要像别人帮助自己一样去帮助别人。

多年来，苏大爷一直去努力践行着心愿，社区里但凡有捐款、做卫生、出墙报等公益活动总少不了他的身影，他手中各种表彰荣誉证书数不胜数。有一次，电视上正在播出捐款晚会，许多贫困学生受到爱心人士的救助，这个场景深深触动了苏大爷："孩子是革命的接班人，从那时起我就把重点放到了捐助贫困学生身上。"

苏大爷一心想打听捐献学生的渠道，2000 年终于通过市青少年基金会联系到了父亲去世、与母亲相依为命的二年级学生小尹，从此开始了捐助困难学生的历程。2001 年，苏大爷又和社区里出身单亲家庭的小师结了对子，从小师 4 年级起长期资助她的学费。

然而，天有不测风云，2001 年苏大爷被检查出患有肝癌。

尽管手术及时，但苏大爷的肝脏被切除了近五分之一，街坊邻居都替苏大爷捏了把汗。"我一把年纪了，倒没什么。可那些孩子怎么办？我的心愿怎么办？从那时起，我更增添了一份责任感，为了那些被救助的孩子，咱一定得好好活下去。"苏大爷一直以来就热衷体育锻炼，每天都要长跑 5000 米，游泳、长跑、骑车这"铁人三项"样样拿得起来，还经常在各种比赛中赢得名次。而现在，苏大爷赋予了体育锻炼新的意义："我抗癌有三条经验，一是早发现早治疗，二是坚持体育锻炼，三是积极的生活态度和强烈的责任感。以前自己锻炼就是为了自己，现在不单是为自己，更是为了那些孩子们，我还想多活些日子救助更多的孩子。"

于是，苏大爷没有被病魔打倒，而是扼住了命运的咽喉，一如既往的进行锻炼来增强体质，并积极配合治疗。2005 年中国第七届老将田径锦标赛上，82 岁的老将苏凤亭，在夺取男子 5000 米第四名之后，又夺得了男子 100 米银牌，创造了抗癌史上的奇迹！

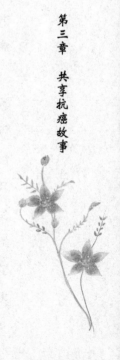

第三章　共享抗癌故事

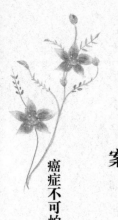

案例六：得了癌症才变得长寿

下面是一位罹患癌症的长寿老者的自述：

我是个癌症患者，今年九十一岁了。25 年前，我患贲门癌并进行了手术治疗，目前身体也很好。有人问我长寿秘诀，这真让我无从回答，我既没有什么独特的养生之道，也不吃补药保健品之类的，有的是对生活的热爱和良好的心态。自从知道自己是一个癌症患者后，我在思想上便时刻准备着等候马克思的召唤，就像买了火车票站在月台上候车一样，哪知道这一候就是 25 年。去年，市教育工会又要我讲讲长寿之道，我说，大概是因为得了癌症才长寿的，弄得哄堂大笑。其实这是真话，并不是哗众取宠。下面我就说说我患癌症与长寿的关系，归纳起来不过是：三热，两淡，一放下。

一热：热爱工作。我对工作总是想把它干好，虽然没有大本事，只要是交给我的工作，我总是尽能力做好。1982 年，我虽然退了休，仍然要我负责本市河西片的成人教育。其实，当时我已经吃饭不顺畅了，因工作繁忙一直没有时间去检查，到了 1982 年 6 月份我每餐只能喝稀饭，到省中医院检查，专家已确诊是胃癌，并且需要立即住院治疗，但正值假期一时无人接手，一直撑到 8 月才去复查，已是贲门癌中期，赶紧住院手术。手术后第二年，身体康复后，我带了自己养的蜜蜂去蜀山河大队放养，在山沟里一住就是两年，我热衷于自己的养蜂工作，从未考虑过自己是病人。

二热：热情助人。我曾帮助过很多逃难的同乡，而在下蜀养蜂时，我在经济不宽裕的情况下却多次助人的事被电视台搬上了荧屏，报纸也曾报道过我的一些事迹。

三热：热爱生活。我是我们学校退休教师中年龄最长的，但是医疗费报销却不多，我并不是说有病不要看医生，而是说人应该积极地面对生活，尽量少生病。我爱好旅游，2000年到东南亚；2001年游览大小三峡、庐山；2002年登上华山北顶，又去了西安、洛阳；2003年游玩了九寨沟、峨眉山等；2004年没想到自己还能登上泰山。我想这与我平时的积极锻炼是分不开的，我每天坚持跑步1000米，还能拉几下单杠，生命在于运动确有道理。现在的我生活仍能自理，闲来下下棋、写几个毛笔字。

一淡：淡对人生。人的一生应该认真生活，不应该糊糊涂涂，像行尸走肉般得过且过。有人认为显贵豪富才有出息，可我认为人的价值是在一个"人"字，要认真对待这个"人"字。当闭目静思时，想想自己一生中是否对得起自己、对得起别人，扪心自问，无愧我心，这就很难了。我活到现在，经历的矛盾又何止万千呢，有当时想不通的，有经过了十几年或几十年仍想不通的，可患了癌症以后反倒想通了，这就是我老而弥坚的道理。

二淡：淡化矛盾。人既然不是生活在真空中就难免有矛盾，怎样对待和处理矛盾，这并不是学点哲理、想点计策就能行的，关键是要有一点气度，可这"气度"二字又谈何容易呢？我患癌后在这方面下了些工夫，一旦想不通了就想想自己是个癌症病人，凡事又何必斤斤计较，慢慢地也就想通了。患癌20多年来，我在家庭、社会的人际关系总是顺顺通通、和和睦睦的，身边充满了祥和快乐的气氛，整日乐呵呵的，这也就增进了我的健康，每天这样过日子又怎能不长寿呢？

一放下：郑板桥说"放一着"，可这退一步、放一着，说说容易

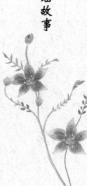

做起来难。难就难在明明知道却故意装作不知，所谓难得糊涂，退一步海阔天空，时时事事多谅解别人，就省去很多烦恼，平息很多矛盾。

这位老寿星就是因为有如此平和、向上的心态才让自己战胜癌魔，而且这些生存之道还变成了长寿的秘诀。

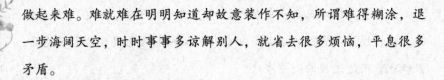

案例七：为希望而活永不失信心

1989 年就被医生判了"死刑"的肺癌患者韩凤国，曾经被病痛折磨得多次自杀：用头撞墙，咬舌头弄得满嘴都是血……在他最绝望的时候，医院肿瘤科医生告诉他，晚期癌症患者只要还具备两个条件，就有战胜癌症的希望：一个是后天脾胃之气尚存，也就是还能吃饭；二是精神不垮，人人身上都有抗癌的潜能，振作起来，才能调动这些潜能对癌细胞发起攻击。从此，韩凤国用了 20 年的时间，打赢了这场硬仗！

谈起这 20 年的艰辛抗癌路，韩凤国说："能够活到今天，这条路我不是在走，真的是爬过来的啊！"

1988 年冬天，53 岁的黑龙江省哈尔滨市商业服务中心干部韩凤国感冒了，但这次的感冒拖拖拉拉的两个多月了还没有好。去了多家医院，医生都怀疑是肺结核，但是光腰穿就做了 18 次，还是不能确诊。

直到 1989 年元旦，才在黑龙江省肿瘤医院得到确诊：晚期左肺中心型肺癌，纵隔淋巴广泛转移。

家里一下子乱了套了，孩子们伤心、难过自是不必说了，老伴更是犹如天塌下来一般，一口气没上来晕了过去。

但不管怎样，他们还得面对现实。由于是晚期，而且已经广泛转移了，手术是不能做了，只能姑息治疗，延长生命了。

于是痛苦的放疗开始了，强烈的副作用让韩凤国在 50 多年的

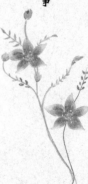

岁月里头一次体会到了什么叫生不如死。"开始，疼得难以入睡时我就想着那些英雄人物，邱少云、江姐，想想他们真就忍住点痛。可后来，想谁也没用，就是个痛啊！实在是挺不住了。"老韩回忆说道。

那时，打杜冷丁止痛虽然管用，但是很快，韩凤国发生了重度杜冷丁依赖症。戒除毒瘾的日子，韩凤国现在想起来还不寒而栗，"那不是人遭的罪呀！就好像有成千上万只蚂蚁在啃噬着你的心啊！"他寻找一切机会和方法自杀，最后家人连腰带都不让他系。他就用头撞墙，护士看着，他咬舌自杀，弄得满嘴都是血，也没死成。经过18天，虽然战胜了毒瘾。但是，病还是没法治。

"89年能不能挺过去还不好说，90年你们想都不要想了。"带着医生的"口头死刑判决书"，韩凤国出了院。

本来一心求死的韩凤国是被一个小故事激发勇气的。在他家附近的小公园里，有一些癌症病友每天坚持锻炼，韩凤国心烦时去那里溜达，听到了这样的故事：

朝鲜战场上的空军战斗英雄张积慧，当时只是个只有200多个小时飞行经验的新飞行员，没想到在空中遇上了美国著名的飞行员戴维斯，他参加过第二次世界大战，是有两万多小时飞行经验的王牌飞行员。张积慧想：碰上他，唯有一拼，出其不意地主动出击，才有生的可能。于是，他开足油门，机头直奔戴维斯而去。戴维斯没料到张积慧这亡命徒似的打法，恐慌异常，赶快掉转机头想逃。张积慧趁此时机瞄准、开炮，击中了戴维斯，消灭了敌人，也保全了自己的生命。

病友说："这癌症就像戴维斯，你怕，肯定没好，跟他斗，还有胜的希望。"

病友的一席话，让韩凤国本来绝望的心一下子变得敞亮了。对，我跟癌症拼了！从这一天开始，老伴发现韩凤国变了，脸上有了笑容，即使再吃不下饭，也会强迫自己塞下几口。

怀着强烈的求生欲望，韩凤国一路走了过来。

抗癌是场硬仗，只有斗志昂扬地去拼，才有赢的可能！

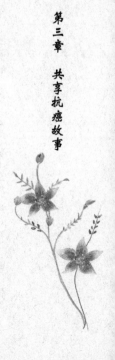

案例八：免疫功能提高就能战胜病魔

下面是一位晚期肺癌患者如何战胜疾病的自述：

我是一个晚期肺癌患者，各大大型医院都住过。住进去后医院一检查，不行，晚期肺癌无法医治，出院。就这样，被医院判了"死刑"。在走投无路下，只好到一个疗养性的医院住下。因为那里有我当医生的妹妹和妹夫，而且他们都是主任医师。但是，这样的医院，对我的病也没有多少办法，住在那里，也只好等死而已。这时我情绪低落到了极点，家人也是走投无路，悲观而失望。

我每晚在病床上翻来覆去睡不着觉，还在医院里发现了一件奇怪的事，就是每天半夜四五点钟后人声嘈杂，有不少人走动，怎么回事？我好奇地起床看个究竟。当我起床后，看见这些人都是住院的病人，大家一边聊天一边往外走。做什么去？好奇心促使我跟着他们走，原来他们是去学习郭林气功的。我就上去问教练："我是一个患了号称癌中之王的晚期肺癌患者，大医院都不要我了，你看学你们郭林气功行不行？"老师说："只要你还能动，就行，就有救。"于是我就报名参加了他们郭林气功培训班，跟他们学练郭林新气功。练着，练着，两三个月下来，奇迹出现了，我的身体状况大有改善，于是在医院做了右下肺切除手术，手术后化疗4次，康复情况良好，病情稳定。我每年都要到医院做一次检查，从未发现复发、转移等情况。

一个连医院都不要了的人，怎么活了 17 年还这么潇洒地活着？我的主要体会是，得了癌症后，要面对现实，遇事要沉着，要自我解困，不求一时一事的得失，摆脱困境，放下思想包袱，轻装前进。

在我癌症康复走出可喜的一步之后，突然的打击又袭来了，就是一天晚上，我同老伴出去散步时，在市政府前面突然一辆疾驰而来汽车把我的老伴撞倒，而且当场死亡。她是我相伴几十年的老伴，是全家的顶梁柱，我得了癌症后，生活起居全靠她照顾。她这一去，对我的打击之大可想而知，可是我还是像对待癌症一样，面对现实，在处理好老伴的丧事之后，仍然每天坚持练郭林气功，对癌症康复会的工作照样关怀备至，从不因此而懈怠。协会研究工作我去，看望住院病员我参加，做新病员的思想工作我也去，协会发生矛盾需要做协调工作，我担当。

我今年已78岁了，但是只要我不生病、能走动，协会有活动我都去参加，而且如有任务分配给我，我从不推诿。由于心情好，不计较个人一时的得失，再加长期坚持锻炼，多学习保健知识，再是在协会里多办一些好事，心情舒畅，免疫功能提高，就能战胜疾病，健康长寿。

心情好外加体育锻炼，使人自身的免疫功能大大提高，启动了人体的自愈功能，从而能够通过自身的能量就消灭癌细胞，来战胜疾病，重获健康。

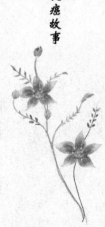

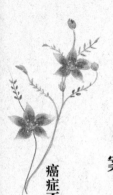

癌症不可怕

∨∨∨ 谈谈癌症的心理疗法

案例九：灿烂的生命之光

　　在常人眼里，患癌症无疑等于被宣判死刑。然而，大渡口区八桥街 67 号洄龙园小区七十多岁的周梅珍，先后患卵巢癌和甲状腺癌，做了 7 次手术和 7 次化疗，身上多个器官被切除，成了"空心人"。经历了九死一生，周婆婆最终创造奇迹——笑傲癌魔 32 年，是重庆市癌症康复会已统计到的、身患两种癌的病人中癌龄最长者。

　　当周婆婆获得重庆市癌症康复会颁发的"抗癌康复老寿星"奖时，她笑吟吟地说："我要再活 50 年！"

　　周梅珍是怎样度过这常人眼中"不可能"的 32 年呢？

　　"我是大难不死必有后福。"周婆婆幸福地说。她有一儿一女，均已结婚生子，儿子、媳妇在重钢集团上班，女儿、女婿是公务员，外孙、孙女在念书。他们均有出息，各家人的日子都过得殷实、融洽，且十分孝顺，对她是百般照顾，平时有好吃的都拼命往她碗里夹，有时她想吃某种东西只要说一声都能得到满足。

　　"我现在过得逍遥自在。"周婆婆乐呵呵地说。子女的家务事都不要她做，她每天无忧无虑，十分清闲。她的生活很有规律，早晨七八点钟起床，到小区花园或街上散步 40 多分钟，然后回家吃早饭，再休息一下。午饭后，她便和邻居一起打 2 角钱一盘的小麻将，打 4 个小时后于下午 5 点左右收场。晚上九点十点钟就睡觉。

　　"1974 年春，是我永生难忘的一个春天。"虽年事已高，但周婆婆回想起患癌经历，仍记忆犹新。

周婆婆 1935 年出生于湖北，父亲在轮船上工作，母亲是一名家庭主妇。因日军入侵，举家迁至重庆。她 7 岁时丧父，一家 5 姊妹全靠母亲卖烟、卖鞋底维持生计。她读了一年高中后辍学，经人介绍，到重庆毛纺厂子弟校教小学，后调到重钢第九子弟校任教，直至退休。

1974 年春天，学校开运动会，她带着学生参加比赛，因天气较热，她将衣领敞开。一个老师突然告诉她，她颈部有一个大肿块。她用手一摸，果然如此，且肿块不能移动。当时因肿块不痛不痒，她并未在意。几个月后，一位当医生的学生家长看见后说其病情可能比较严重，她才到重钢医院。医生检查后并未告诉她病情，只是让她转院。因当时医院病床紧张，她跑了多家医院无果，最后好不容易在市三人民医院入院，医生诊断病情后神色凝重，只是要她立即动手术，但同样未告诉她病情。

她觉得情况不妙，偷偷查看了病历。"天啊，是甲状腺癌。"周婆婆得知病情后，犹如五雷轰顶，两眼一黑就昏了过去。醒来时，她已躺在病床上，残酷的事实让她极度绝望，多次想到自杀。但看着病床边一双挂着泪珠的年幼儿女，她又于心不忍。

手术后，昏迷了三天的她苏醒过来。在接下来一年多时间，她采用了中、西药双管齐下的治疗方式，身体竟奇迹般恢复。

死里逃生的周梅珍出院后，对生命有了全新认识。她全身心投入到酷爱的工作中，不但转移了恐癌的注意力，还获得不少欢乐。儿女也渐渐长大成人，各自拥有一份满意工作。她的病也一直未再发，一家人无不欣喜。

然而，厄运似乎不想让她丝毫放松。1997 年的一天半夜，她突然出现剧烈腹痛，她被紧急送到重钢医院，医生诊断为急性阑尾炎，当即实施手术。但开刀后，医生发现其阑尾并无病变。然后专家会诊，确诊她患的是卵巢癌。"我再一次陷入绝望。"周婆婆说。她认

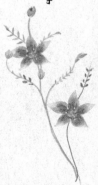

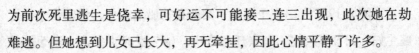

为前次死里逃生是侥幸，可好运不可能接二连三出现，此次她在劫难逃。但她想到儿女已长大，再无牵挂，因此心情平静了许多。

随后，她先后共经历了7次手术，甲状腺、卵巢、子宫等多个"零件"被切除。她戏称自己成了"空心人"。她每次化疗后都要出现呕吐、全身乏力等症状，非常难受。但一般人化疗后会掉头发，可她的头发却完好如初，连医生也认为是奇迹。

出院后，周梅珍虽然天天坚持吃药，但在亲友的多方开导下，她走出了癌魔的阴影，与一大帮老邻居一起玩耍，过上了正常人的生活。

周婆婆回顾漫长而不平凡的抗癌经历，总结了7字经验——快乐是抗癌法宝。

她称，说癌症不可怕那是假话，关键是患者自身的调节作用。她多年总结的经验是：结合自身情况坚持科学、合理的治疗；天天坚持适量锻炼；注意营养搭配；作息有规律；家庭和谐。另外，最重要的是保持心情愉快。有句话说得好："恐病病缠身，怕死死更速。"面对不幸，周婆婆也曾惧怕过，之后冷静下来，她就尽量向光明的一面想，多参加一些活动，转移注意力，保持愉快心情。

周婆婆说，旅游也是一个保持心情愉快不错的方式。在市癌症康复会的组织下，她已先后到海南、上海等多处旅游过，现在她最希望的是到北京旅游。

"生命十分美好，我想再活50年！"周婆婆兴奋地说。

案例十：古稀老人以太极对抗胃癌

初见杨绍珍，你绝对想不到他已经年近古稀。身材高挑、精神矍铄的杨绍珍，一言一笑，一招一式，都无不体现出他的健康和乐观。深谙太极拳精髓的他，先后多次在全国和新疆的太极拳竞赛中取得不错的成绩，被人誉为中老年太极拳坛上的一株"不老松"。然而谁能想到，就是这位行走健步如风，上场脚尖无敌的不凡老人，多年前曾因患癌症被医生判过"死刑"。

杨绍珍的家乡在美丽的海滨城市青岛。1962 年，杨绍珍跟河南姑娘王新霞恋爱、结婚。婚后生育一女一子，夫妻俩相亲相爱，小日子过得和和美美。谁知"天有不测风云"，1986 年 5 月初，杨绍珍的胃疼得厉害，他原以为是烦人的浅表性胃炎又犯了，就胡乱吃了些常用药。可是，这次吃的药都无济于事，妻子劝他去医院检查一下。结果，医院的最后确诊令杨绍珍夫妇大惊失色：胃腺癌！

在当时，"癌"对于普通老百姓来说，无异于"死刑判决"。尤其当医生说老杨最多只能活 2 年时，王新霞当场就哭得天昏地暗，伤痛欲绝！杨绍珍是个拿得起放得下的"山东大汉"，他虽然也伤感，但认定"人固有一死"，怕也没用，还不如勇敢地面对。在短短的两三天时间内，杨绍珍就调整好了自己的心态。他安慰天天以泪洗面的妻子说："新霞，人人都会得病，人人都会死。何况，医生说我最少还能活 2 年，已经够幸运了，你应该高兴才是。现在我们要做的，就是正确地对待这个病，首先在精神上战胜它。就像武松遇

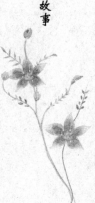

到了老虎，如果你怕它，打不死它，就会被它吃掉。我们就把这个癌当成景阳冈上的老虎，不能怕它，要想办法打死它。"

确诊病情的当月，杨绍珍就做了胃切除手术。主治大夫在征得杨绍珍的同意后，大胆地将他癌细胞已经扩散的胃全部切除，而提升十二指肠球部行使胃的功能，这叫做"全胃切除以肠代胃"。

做完手术，杨绍珍的日子可真是不好过呀！首先是过化疗关。当时由于医疗水平的限制，化疗甚至比手术还要痛苦、难熬。第一次化疗刚结束，杨绍珍的头发就大把大把脱落，紧接着眉毛、胡子甚至汗毛都脱落地干干净净。过了化疗这一关，还有吃饭关。由于没有了胃，一向饭量极好的杨绍珍，不能随心所欲地大吃大喝了。每天家里正常吃 3 顿饭，他起码得吃 6 顿。每次吃面条、米饭，他只能吃小半碗，一个 100 克大小的馒头，他得分几次才能吃完。过去，他无论走到哪儿都昂首挺胸，自手术后就必须学会低头弯腰，因为十二指肠被提升为胃，他稍想伸伸腰杆，肠子就钻心地疼痛。为了使自己早日摆脱这种尴尬难堪的局面，杨绍珍就遵医嘱有步骤地加强锻炼。每晚睡觉时，他尽量地将腿伸开。每天走路，他也尽可能地将腰杆伸直到能忍受的最大程度。就这样，杨绍珍坚持了整整一年。

第二年 5 月的一天，妻子将存在银行里的 6000 元钱全部取出来，交给杨绍珍说："老杨，这一年来你受了不少罪。现在手术也做成功了，身体也有所好转了，你干脆借病假回老家好好逛逛，散散心。在外面想吃啥想玩啥随你，这样也许更有利于你的康复！"妻子的一片真情令老杨激动不已！要知道，从结婚到现在 20 多年来，妻子平时连件新衣服都舍不得买，那 6000 元可是他们夫妇省吃俭用硬抠下来的全部积蓄呀！杨绍珍几乎是含着热泪对妻子说："我也真想出去走走、看看，有朝一日死而无憾。可是我一个人出去有啥意思呢？新霞，不如你陪我一块去各地逛逛，再回老家。这一路上万一我有个好歹，你也好照料啊！"于是，在那个春光明媚、百花盛开的5月，杨绍珍在妻子的陪伴下，直奔正在开发建设中的特区深圳，然后再经广州、杭州、上海等地，最后回到了生他养他的老家青岛。亲人们见杨绍珍虽然患了"不治之症"，但手术后恢复得不错，都多方劝慰和鼓励他。杨绍珍的大伯给他介绍了一位传奇人物："这位张师傅20多年前就得过癌了，可他因为练太极拳，至今活得好好的，身体还特别棒。"

"太极拳？"杨绍珍听后半信半疑，又兴奋不已，就请求大伯尽快联系这位张师傅。

杨绍珍在大伯的陪同下，拜访了张师傅。张师傅对他说："太极拳并不能包治百病，但是你正确地认识它、领悟它和体会它，绝对没有害处，所以你要有这样的意识，'有病治病，无病健身'。"张师傅的"现身说法"使杨绍珍信心倍增。就在青岛，他跟着张师傅学了一个月，学会了"简化24式"为主的太极拳套路，还有太极剑等。

现实生活中，学太极的人确实不少，但真正能领悟到它博大精深的内涵的人并不是很多。太极的真谛就是要求练者心态平和，清静无为，潜心向善，乐于助人。杨绍珍本来就是个认真的人，悟性又好，练太极拳更是一丝不苟，他将从张师傅身上所学到的，带回家来潜心修炼，深刻领悟，"夏练三伏，冬练三九"，毫不懈怠地开始了一种全新的人生。

除去冬天，杨绍珍每天清晨7点就起床，7点15分左右准时出门练太极拳和太极剑，风雨无阻。进入冬季，不论是寒风呼啸，还是大雪弥漫，每天早晨8点15分，杨绍珍也是准时出门。哪怕是大年初一，他都不会给自己"放假"。一年365天，除非有特殊情况，否则他一天都不会松懈。杨绍珍持之以恒的勤奋精神，不光使自己的身体一天比一天结实，也影响和带动了不少中老年朋友。他们看

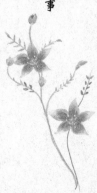

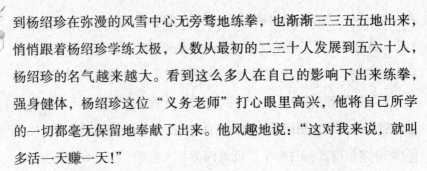

到杨绍珍在弥漫的风雪中心无旁骛地练拳，也渐渐三三五五地出来，悄悄跟着杨绍珍学练太极，人数从最初的二三十人发展到五六十人，杨绍珍的名气越来越大。看到这么多人在自己的影响下出来练拳，强身健体，杨绍珍这位"义务老师"打心眼里高兴，他将自己所学的一切都毫无保留地奉献了出来。他风趣地说："这对我来说，就叫多活一天赚一天！"

1988年，杨绍珍办理了退休手续后，更是把教练太极拳当成自己为社会奉献余热的一项正事来做。

1989年，杨绍珍被吸收加入了新疆自治区"太极拳协会"。1993年，杨绍珍第一次随队代表自治区到福建漳州，参加全国太极拳比赛。1995年4月，杨绍珍在首都北京举办的全国中老年比赛中，首次赢得太极剑竞赛第一名的桂冠！1997年7月，在哈尔滨举办的全国中老年简化24式太极拳比赛中，杨绍珍从五六百位来自大江南北的高手中脱颖而出，勇夺第3名！2002年12月，由杨绍珍一手教练和亲自带领的新疆队，在成都举办的全国太极拳比赛中，荣膺团体二等奖。

近年来，杨绍珍在新疆境内的各种太极拳竞赛中，几乎囊括了所有的个人全能第一名。可以说，作为一位患过癌症又被全部胃切除的老人，杨绍珍创造了一个生命的奇迹。

杨绍珍练太极的最初动机是为自己健体强身。后来，他虽然在各种比赛中取得了不少的成绩和荣誉，但他更愿意将自己的抗癌历程和太极功夫贡献出来，使更多的病人能在他的感召下，增强信心，配合医学治疗，自觉有效地锻炼，获得健康保障。

战胜可怕的癌魔，不仅使杨绍珍老人为社会做出了独特贡献，也使他能够与妻子王新霞相濡以沫，幸福生活，白头偕老。

案例十一：不要把癌症当回事

下面是一位淋巴癌患者的自述：

25 年前，我才 29 岁，可我被确诊患了淋巴癌，这真是晴天霹雳，我一下子由一个活泼好动、爱说爱笑的人变得愁眉苦脸、以泪洗面，整天晃晃悠悠。

记得第一次听说医生决定要动大手术时，我竟吓得瑟瑟发抖，连病房也不敢进，要求医生开点中药给我吃吃算了。但就在这时候，病房里来了一位年龄比我大得多的老太太，医生要给她加止痛泵时，她笑着说："不用了，我倒要看看究竟有多疼。"相比之下，我感到很惭愧。这时候医生又开导我说："他们医院曾经统计，在身患相同疾病的患者中，能面对挫折、态度积极、乐观向上的，治愈率高达86%；极度悲观、唉声叹气、以泪洗面的，最后的治愈率达不到30%；居中的那部分，情绪不稳定，忽喜忽悲，忽左忽右，病情也好好差差，状况很不理想。"

而我原本就是一个乐观开朗、积极向上的人。到这里我想既然病生出来了，怕也无用，愁也无用，还不如积极应对，发挥自己的性格优势，将自己的体力、精力处于对疾病的斗争中，把它当成类似吃饭、穿衣、工作等人生经历。让自己的心灵凝聚在一股倔强的意志中：乐观而顽强。我要珍惜生活，享受人生。

于是，我首先正确面对疾病，实事求是，不忌口。有些患者不

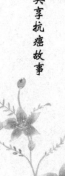

敢讲自己患了癌症，怕别人异样的目光，实际上也是自己在怕，因此尽量不说这个字。但愈是不说，愈是忌讳，心理愈不好受。我却不这样，在跟亲戚朋友、同事同学的谈话中直言不讳，有什么说什么。有人说我，这是一种有别于他人的治疗方法——话疗。

其次，我不忌吃，除了在治疗期间，医生禁止我吃的东西，其余的我一概不忌。有时候简直到了想吃什么就吃什么的地步。有些患癌症的病友这个也不敢吃，那个也不敢吃，自己给自己设置了营养障碍。但我认为，自己想吃得东西就是一种需要，又是一种生理需要，为什么不吃呢。当然了，唯一特殊的待遇，就是哥哥从山东长岛定期给我寄来当地野生的海参，这东西医生说有抑制癌细胞的作用，我每天早上煮海参粥，有人说我这是——食疗。

第三，我积极参加各种活动，以前在工厂、社区，后来就参加了癌症协会，整天忙忙碌碌没有空，家人说我比上班还忙。情况的确是这样，病友之间交流、探望、慰问，生日时还要开派对。除了本区外，我们在区县之间也经常交流。对资助我们的企业和个人，我们还要上门感谢等等。有人说我这又是一种特殊的治疗方法——即活动治疗法。

第四，乐观开朗是治疗癌症的一剂良药。我白天忙协会的事，晚上去唱歌、跳舞，到老同事、老同学、老邻居家去串门，唱唱新生活，说说愉快事，听听新鲜事。有人说我整个乐哈哈的，越活越年轻，好像根本没有生过病。的确，我已忘记了生病的事，这是——乐疗。

第五，我患癌症，这是事实。而且还复发过一次，来势很凶。我为自己准备好了后事，但一次治疗下来，症状全面好转，我偷偷地从病房溜到了南京路步行街，我告诉南京路，告诉大海，我又回来了。在这一次复发中我更体会到社会的关爱、科学的进步对治疗疾病的作用，我更深信自己的乐观向上在战胜病魔中的作用。我更感谢许许多多人给我的支持给我的爱。从表面上看，我一个人在跟疾病斗争，其实并不是这样，我爱社会、爱科学、爱家人、爱朋友，爱所有的人。这是一种爱疗，又是心疗。

现在说句实在话，我已经不去想自己得了什么病。我每天去癌症协会，这是我上班、学习、交友的地方，也是我为大家服务的地方，也是我报答所有关爱的一个平台。与病友们交流、畅谈是我每天最快乐的事情，而其中我与他们说得最多的一句话就是：别把癌症当回事！

别把癌症当回事，以积极乐观的心态面对疾病，积极治疗，快乐生活，在这样的生活态度面前癌细胞也会低头、退缩，直至完全消失！

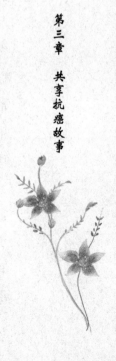

第三章 共享抗癌故事

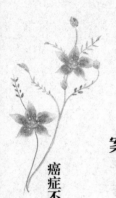

案例十二：
积极乐观的心态 "吓跑" 癌症

积极乐观的态度有助于取得好的治疗效果。在江苏省肿瘤医院乳腺外科关爱之家成立两周年暨乳腺病患者沙龙上，一位 74 岁的老奶奶用自己的亲身经历，证明了肿瘤也 "怕" 乐观向上的精神。

74 岁的裘奶奶满面红光，要不是摘掉帽子露出还不到半寸长的头发，很难想象她是一位肿瘤患者。裘奶奶笑呵呵地讲述了她近半年的经历。一次，裘奶奶无意中发现右侧乳房有一个肿块，而且推之不动，有一点医学常识的裘奶奶意识到这不是好东西，便在女儿的陪同下到医院就诊，结果，医生检查过后就高度怀疑是乳腺癌，后又到江苏省肿瘤医院进一步确诊。

"从 18 岁参加工作到现在，我的身体一向很好，年纪大了，很多人有高血压、糖尿病，我什么都没有。" 裘奶奶说，对于查出乳腺癌，她并没有太当回事，"反正都已经这么大年纪了，治得好就治，治不好也不亏。而且，我知道乳腺癌现在治疗效果很好，我们原来单位有两个同事都是患的乳腺癌，一个 30 多岁，一个 50 多岁，到现在一个已经活了 5 年，另一个都快 10 年了。"

在这种乐观精神的支撑下，裘奶奶住院接受手术，术后恢复得很好。由于她有一个淋巴结转移，又按照医嘱接受化疗。"我已经做了 7 次化疗了，前几次会有点恶心的感觉，后面几次一点反应都没有，我照吃照睡，上午在医院化疗，下午都能出去玩。" 说起化疗的经历，乐观的裘奶奶并没有很多人生不如死的感觉，"马上做最后一次化疗，结束后再进行一次全身检查看看情况。"

对于患上肿瘤后的心态，裴奶奶表示，她和家人都很乐观，并没有因为她患上乳腺癌而有思想负担。"有的病人就是被自己吓死的。"裴奶奶很有感触地说，"我都这把年纪了，还有什么好怕的，多活几年是我赚来的，化疗也就是掉点头发，头发掉了还能再长。"

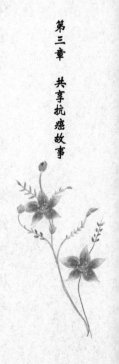

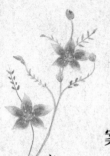

案例十三：
盘点运动场上的抗癌英雄们

得知自己罹患癌症之后，他们依靠什么信念才没有倒下，而是继续冲锋在自己的体育舞台。

篮球队伍中的抗癌英雄：睾丸癌切除之后仍冲锋前线

2007 年，掘金队大前锋内内在老家巴西被查出患有睾丸癌。2008 年初，内内进行了切除手术，当时他的两个疑似肿瘤都被切除，并且内内的右睾丸也被一并切除。术后，内内并没有气馁，而是坚强地进行着恢复训练，并重返赛场。更为可贵的是，在经历了如此重大的人生变化之后，内内竟然表现得比原先还要好，他已经完全摆脱了癌症的阴影，向新的高度迈进了。在某次比赛中内内抢到了全场最高的 6 个前场篮板，如今的内内俨然成为西部代表性的大前锋。

自行车赛中的抗癌英雄：25 岁睾丸癌赢得生命与比赛

提及抗击睾丸癌的体育界明星，其中不得不提的是大家非常熟悉的环法"七冠王"美国车手阿姆斯特朗。

阿姆斯特朗的人生堪称辉煌又残酷，作为一名职业自行车选手，阿姆斯特朗 25 岁时被查出了睾丸癌，在不到两个星期内，癌细胞已经扩散到了他的肺部和大脑，医生几乎已经向他判了"死刑"，但接下来的日子里，阿姆斯特朗奇迹般地战胜了病魔。与癌症作战的经历让他更加热爱生活，拥有了战胜一切困难的勇气。更可贵的是，在鬼门关上走了一遭之后，重新回归环法赛的他居然还获得了季军！

要知道，环法自行车赛被称为世界最艰难的赛事之一。

网球队伍中的抗癌英雄：乳腺癌切除术后仍登顶高峰

体坛的抗癌斗士可不都是男人，女性的顽强和勇敢不让须眉。这其中比较著名的例子是史上最伟大的女子网球运动员纳芙拉蒂洛娃。

在被诊断为乳腺癌前，"女金刚"纳芙拉蒂洛娃就已经不可思议地获得了18座大满贯，现年56岁的"女金刚"在知道得了癌症后誓要与病魔抗争到底，绝不会放弃原有的事业与生活，此后，她接受了乳腺肿瘤切除手术，由于及早发现，癌细胞并没有扩散。据医生透露，癌症复发的可能性也较小。但是为确保安全，纳芙拉蒂洛娃也接受了放射性治疗。更为可贵的是，"女金刚"还在手术后攀登了非洲第一高峰乞力马扎罗山。

乒乓球队伍中的抗癌英雄：奥运会前确诊甲状腺癌依然赛场夺冠

很多人都知道王楠是中国女乒曾经的一姐，但恐怕没几个人会知道王楠还曾患过癌症。在备战北京奥运会期间的2005年，王楠曾被确诊为甲状腺癌。幸运的是，王楠的甲状腺癌并不十分严重，并在她参加北京奥运会比赛之前治愈。王楠战胜了病魔、战胜了自己，再次站在了奥运会的颁奖台上（北京奥运会乒乓球女团金牌和女单银牌）。丈夫郭斌感动地说："我们都不愿意想起那段黑暗的日子，楠楠的坚强让我这个大男人都自愧不如。"

教练队伍的抗癌英雄：身患两种癌症仍带队打到联盟前列

目前的掘金队中，有两位了不起的抗癌明星，除了上面提及的内内之外，还有教练卡尔。丹佛掘金队主教练乔治·卡尔与俱乐部签订了一份为期3年的续约合同，这本是一个平淡无奇的新闻，却因为卡尔的疾病而与众不同。作为NBA历史上第七位"千胜教头"，现年60岁的卡尔可谓命运多舛，6年前被检查出患有前列腺癌，一年前又被查出患有喉癌，随后接受了化疗和调整喂食管位置等一系

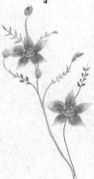

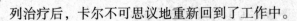

列治疗后，卡尔不可思议地重新回到了工作中。

裁判队伍的抗癌英雄：夫妻两人罹患癌症乐观战胜癌魔

英超裁判哈尔西的故事同样感人。在被查出了患有罕见的恶性 B 细胞淋巴癌之后，哈尔西居然还要执法，于是在一场比赛后，哈尔西才进行手术，但不久再度复发。就这样，哈尔西一次次接受着外科手术、化疗和放射治疗。更加糟糕的是，就在哈尔西被诊断患癌症前，他的妻子米歇尔被诊断患有白血病，两个病人携手度过这段最艰难的时光。尽管哈尔西曾经因为没有了免疫系统，不断被感染，他自己也一度绝望，但现在他依靠着自己的意志，战胜了癌症。在经过医生检查后，他可以重新回到赛场，哈尔西的故事感动了所有人，而他自己对奇迹的总结只有两个字：乐观。

专家解读：为何他们可以战胜癌症？

癌症并非如此可怕，正如以上这些运动场的健将们所能创造的生命奇迹一样，早诊断早治疗往往可以保住生命，如果在抗癌的路途上还拥有良好的心态、科学的治疗，那么则可能战胜癌症，赢得精彩。其中，特别值得一提的是，运动员本身的心理素质就非常好，当他们面对癌症的时候，可能更多的是靠一种心态上的自我调整，依靠超强的意志力在支撑自己与病魔抗争。因此，也有人说抗癌是勇敢者的游戏。

其次，运动非常有作用，现在的治疗也倡导在病人的康复中引入各种运动来辅助康复治疗，因为运动不但能够更好地帮助患者康复期的血液循环，特别是对改善心情这方面非常有作用。

癌症不可怕 ∨∨∨ 谈谈癌症的心理疗法

第四章　癌症的食物疗法

这样的饮食习惯呼唤着癌

我们知道饮食与癌症的发生有着密切的关系，但是，什么样的饮食习惯容易导致癌症呢？

1. 喜欢吃滚烫的食物

临床中，很多消化系统癌症患者，特别是食管癌、胃癌患者，他们有一个共同的特点，就是喜欢吃非常热的食物，每顿饭都恨不得吃那些刚出锅的东西。当被问及一位被确诊为食管癌的患者饮食情况，发现他平日不但喜欢吃烫嘴的饭菜，还非常喜欢喝热茶，就是这些不良的饮食习惯，造成他中年发病。

近年来，国内外的报道也不断证明着，饮热茶会破坏食管的"黏膜屏障"。据我国食管癌高发地区的流行病学调查，食管癌患者中有很大比例的人，喜好热饮、硬食、快食或饮酒。

2. 吃东西狼吞虎咽

吃东西狼吞虎咽仿佛成为这个时代上班族的一个通病，工作和生活的压力让上班族处于一个高度紧张的状态中，吃饭好像只是为了简单的身体需要，所以，吃饭速度非常快。实际上，这样对身体健康非常不利。吃饭快，食物的咀嚼不细，易损伤消化道黏膜，产生慢性炎症；另外，吃饭快，食物团块的体积大，易对食道和贲门等消化道产生较强的机械刺激，久之会引起消化道损伤甚至癌变。

3. 吃得过饱

《黄帝内经》里面说了句非常经典的话："饮食自倍，肠胃乃伤。"说明一次吃很多东西，首先损伤的是我们自己的肠胃。中医古书《济生方》也指出："过餐五味，鱼腥乳酪，强食生冷果菜停蓄胃脘……久则积结为症瘕。"从古人的经验看，饮食过量就会使肠胃功能失调，时间久了，生病得癌也无法避免。临床中，有过好几位这样的患者，每顿饭一定要吃到胃胀，才认为是吃饭了，久而久之，就伤了胃，最终，得了胃癌。

4. 经常在外面吃饭

当今是经济快速发展的时代，生活水平的迅猛提高，也改变了人们居家饮食的良好习惯。许多人由于工作的原因，不得不经常在外应酬，其实，这样的饮食方式对身体健康是非常不利的。

一方面，由于经常在外吃饭，造成了饮食无定时，时间一久必然使自身的脾胃功能受到损害，进入一种"癌状态"中。另一方面，外面售卖的食物，为了追求色香味，通常会使用高温油炸的方法，或者加入大量调味剂，比起家庭烹饪的食物，它们含有更多的致癌物质。同时，大家在聚会中大量饮酒，这些无疑都加重了胃肠负担，为癌症的发生提供了条件。

5. 经常饮酒过量

从保健方面讲，适量饮酒能兴奋神经，让人产生愉悦的感觉，有提神醒脑、舒筋活血的生理功能，可以松弛血管，改善血液循环，提高人体免疫力，增进食欲，有利于睡眠。最近，国外的研究分析显示，每日饮酒少于 20 克，可使冠心病风险降低 20%，在糖尿病、高血压、陈旧性心肌梗死病人中，也得到同样结果。适量饮酒对人体有益处，与酒精能升高高密度脂蛋白（可防治动脉粥样硬化发生、发展）、抗血小板血栓形成和提高人体对胰岛素的敏感性有关，对防治冠心病、糖尿病有一定效果。

但是，任何事情都要适可而止，过量饮酒则对健康有害无益。酒的主要成分乙醇，是一种对人体各种组织细胞都有损害的有毒物

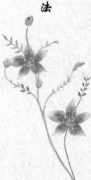

质，能损害全身各个系统。研究表明：直接喝烈性酒，或一天喝 4
两以上白酒，或大口喝啤酒等，都是容易招致癌症的饮酒方式。值
得提出的是，要避免空腹饮酒。空腹饮酒时，由于胃中没有食物，
酒精经胃黏膜快速吸收，直接导致血液中酒精浓度急剧升高，对人
体的危害较大，因此在饮酒前应先吃些食物，尤以碳水化合物为佳，
因其分解时产生的能量可供肝脏"燃烧"酒精之用。此外，还可以
选择一些适当的下酒菜，如新鲜蔬菜、鲜鱼、瘦肉、豆类、蛋类等，
以补充肝脏代谢酒精所需的酶与维生素。

6. 吃饭不规律

研究表明，不规律的饮食习惯会导致肥胖与胃癌。临床中，问
及癌症患者时，很多人都有这样的问题，或者是不吃早饭，或者是
中午吃得很晚，或者是深更半夜吃零食。传统中医认为，按时吃饭
有利于脾胃功能的正常运行，才能保证人体气血的补充和协调，避
免五脏功能的失调，预防癌症的发生。从另一方面讲，饮食有利于
唾液分泌，而唾液定时分泌对于致癌物质有消解的作用。

7. 就餐环境不愉快

现代研究认为，不良的情绪变化是癌症的"活化剂"。有学者收
集近 50 年的资料，发现忧郁、焦虑、失望和悲伤等不良情绪常常是
癌症发生的前奏，这种情绪潜伏通常只要 1～2 年，就可能引起疾
病。美国本松博士调查的 500 例癌症患者，都有明显的精神创伤史。
这一点完全不难理解，如果在不愉快的环境中就餐，必然会直接影
响脾胃功能，使脾胃运化失调，肝气不舒，日久就会导致气滞血淤，
给癌症的发生创造条件。

因此，我们在防癌抗癌的过程中，要改变以上的饮食习惯，能
够做到科学饮食，才能让疾病远离我们。

健康饮食减低患癌风险

研究表明，1/3 的癌症与饮食、营养有关，全球大约 30% ~ 40% 的癌症可通过改变饮食习惯来预防。肿瘤来自某个克隆的细胞，通常需要 20 年以上的表型改变的积累，才能形成肿瘤。在人一生中各时段，包括儿童时期，饮食都可能影响到肿瘤的发生发展。例如，中国和日本是世界上胃癌和肝癌发病率最高的国家，当其国民移民到美国，上述两种肿瘤的发病率大幅度下降，而结肠癌和乳腺癌发病率却大幅度提高，呈现出与美国公民相同的肿瘤发病谱，究其原因饮食习惯的美国化是最为重要的原因。因此，在日常生活的膳食选择方面，应该做到有选择，有节制，简述如下：

1. 控制热量的摄入

俗话说："每顿少吃一两口，轻松活到九十九"。流行病学调查发现，限制热量摄入可以使人们更长寿，并可以预防肿瘤。限制热量的摄入，可以从减轻氧化损伤、增加细胞凋亡和影响代谢酶功能等方面对机体产生影响，例如血糖下降、胰岛素水平降低，同时增强自我吞噬能力和某些 DNA 修复过程。所以，为了自身健康，大家一定要"管住嘴"。

2. 控制脂肪的摄入量

减少脂肪的摄入是抗癌膳食的首选，最好控制膳食脂肪摄入在总热量的 30% 以下。牛肉、羊肉和猪肉称为红肉，鱼肉、禽肉叫做白肉。流行病学研究发现，吃红肉的人群患结肠癌、乳腺癌的危险

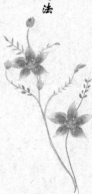

性增高，而吃白肉可预防成年人血脂异常和心脑血管疾病，因此，推荐平均每天食用白肉 50 ~ 100 克，每周吃白肉 2 ~ 4 次。由腌、熏、晒、烤或添加化学防腐剂等方式制成的肉制品，被称为加工肉制品，包括火腿、熏肉、香肠、热狗等。世界癌症研究基金会最新研究发现，食用加工肉制品也会大大提高人们患结肠癌的风险。

3. 增加果蔬的摄入量

蔬菜和水果被证明对多种癌症具有预防作用。美国癌症协会最近发表声明：每天摄入 5 份水果、蔬菜，可减少患癌症的风险，因为水果、蔬菜中富含各种维生素、矿物质、抗氧化剂。目前在水果和蔬菜中发现了超过 25000 种不同的具有抑癌作用的植物性化合物。这些植物性化合物使用安全，而且多数作用于多种细胞信号传导途径，其中主要有抑癌作用的物质是：类胡萝卜素、维生素、白藜芦醇（resveratrol）、槲皮苷、水飞蓟素（silymarin）、萝卜硫素（sulphoraphane）和介兰素（indole - 3 - carbinol）。烹饪过程对水果、蔬菜的有益成分破坏很大，理想的进食方式是洗干净后生吃。

4. 增加谷物的摄入量

全谷物食物主要包括小麦、大米和玉米，其他还包括大麦、高粱、黍、黑麦和燕麦。它们富含维生素 E、三烯生育醇（tocotrienols）、酚酸、木脂素类（lignans）和肌醇六磷酸（phytic acid）等有抗癌作用的物质。同时，全谷物中的抗氧化物质较蔬果丰富。谷物粗粮精制过程中，碳水化合物浓度增加，一些有益的微量元素，如维生素、矿物质等丢失，导致精制食粮的有益作用降低。例如，通过精制加工后，精粮中的维生素 E 含量较粗粮减少了 92%。研究表明：多食谷物杂粮可降低口腔癌、咽喉癌、食道癌、胆囊癌、肠癌、乳腺癌、肝癌、子宫内膜癌、卵巢癌、前列腺癌、膀胱癌、肾癌、甲状腺癌、淋巴瘤和白血病的发病风险。不同的研究显示，食用全谷物食物可以使不同癌症发病风险下降 30% ~ 70%。

那么，在防癌过程中，哪些食物要少吃或不吃呢？

1. 腌制食品

咸鱼、咸肉、火腿等食品在腌制过程中，都可能产生二甲基亚硝酸盐，在体内转化为致癌物质二甲基亚硝酸胺，过量食用这类食物，会导致胃、肠、胰腺等消化道癌变的几率升高，因此，从这个角度来看，腌制品具有一定的致癌性。

2. 烧烤食物

烧烤的各种肉类如之前经过不恰当腌制易产生过量亚硝酸盐，烤焦的肉和鱼皮含有强致癌物苯丙芘，空腹吃时，这两种物质直接与胃粘膜接触，比人群平均患胃癌比率高二十倍左右。建议吃烧烤前不要空腹，吃烧烤不要太勤，不吃焦肉焦皮。

致癌物质还有相当一部分混在烤肉时弥漫的烟火里。饱含毒气的烤肉烟火给大家带来的伤害也是要十分小心的。

和致癌物一样需要引起重视的是肉串本身还存在寄生虫问题。家畜身上都有一种叫做旋毛虫的寄生虫，和猪肉中的囊虫一样，旋毛虫能使人致残。羊、牛身上都有旋毛虫，而羊身上的旋毛虫在家畜中是比较多的。

3. 熏制食品

如熏肉、熏肝、熏鱼、熏蛋、熏豆腐干等含苯并芘致癌物，常食易患食道癌和胃癌。熏制食品虽然香气诱人，但防腐能力很强，所以致癌几率也高。这种特点是因为制作时木屑闷烧产生的烟熏气体造成的，这种气体中含有致癌物质苯并芘，而且肉类熏制食品的致癌物量大于淀粉类熏烤食品。所以我们应当少吃慎吃熏烤制品，尤其不宜长年累月地作为日常食品食用。

4. 油炸食品

你绝对不知道油炸食品的危害绝对是毁灭性的。食物煎炸过焦后，产生致癌物质多环芳烃。如咖啡烧焦后，苯并芘会增加 20 倍。

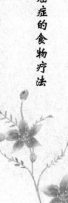

第四章　癌症的食物疗法

油煎饼、臭豆腐、煎炸芋角、油条等，因多数是使用重复多次的油，高温下会产生致癌物。

研究发现，经常吃油炸类食品的人群，不但内脏等器官会受到损害，如果长期食用更会有致癌的危险。不但如此，经常食用这类食物还会导致寄生虫的大量繁殖，从而危害各个脏腑器官。

5. 霉变物质

米、麦、豆、玉米、花生等食品易受潮霉变，被霉菌污染后会产生致癌毒草素——黄曲霉菌素。黄曲霉菌素比砒霜的毒性还要大，毒性为剧毒物氰化钾的 10 倍；它是目前所知致癌性最强的化学物质，致癌能力比"六六六"都要大 1 万倍。它容易在花生、玉米、坚果上滋生，它不易溶于水，却极为耐热，一般的水洗、烹调难以去除。现在有的企业为了使大米的卖相好看，将陈米进行抛光、清洗、上油、打蜡，看不出米是陈米了，但黄曲霉素仍然留在米里面。但黄曲霉素的慢性中毒是累积性的，如果只是偶尔吃到了发霉的东西，毒素能够在一段时间后排出体外。而科学研究证明，叶绿素能大大降低黄曲霉素的吸收率。

6. 隔夜熟白菜和酸菜

隔夜熟白菜或酸菜会产生亚硝酸盐，在体内会转化为亚硝酸胺致癌物质。由于部分蔬菜中含有较多的硝酸盐类，煮熟后如果放置的时间过久，在细菌的分解作用下，硝酸盐便会还原成亚硝酸盐，有致癌作用，加热也不能去除。

喜食酸菜的人都知道，酸菜缸内常有一层白色的霉苔，就在这种白苔中，可分出一种地霉菌。在相关研究中发现，此种霉菌对食管有致癌的作用。虽然，酸能抑制杂菌的生长，防止蔬菜腐败变质。但是，若在制作时不注意卫生，就可能混入某些杂菌。在杂菌的作用下，菜中的硝酸盐可还原成亚硝酸盐。亚硝酸盐大量摄入人体易致癌。

7. 槟榔

嚼槟榔并不是一种健康的习惯，嚼食槟榔是引起口腔癌的一个因素。因为咀嚼槟榔时，槟榔纤维的摩擦会造成口腔黏膜的局部外伤和黏膜损伤。长期咀嚼槟榔，会导致损伤长期不愈，形成局部的慢性损伤，从而引起慢性炎症、氧化作用增强和细胞增殖。研究表明，咀嚼槟榔者口腔黏膜细胞脱落频率明显增加。另外，槟榔含有大量的多酚和多种生物碱，其中槟榔碱是最主要的成分，约为干槟榔净重的1%。槟榔碱能明显促进上皮细胞的凋亡，并干扰细胞外基质大分子（胶原、弹性蛋白等）的沉淀和降解过程。此外，与槟榔一同咀嚼的萋花和石灰也有一定的基因毒性。主要是由于其中含有的亚硝胺、丁香性多酚、活性氧化剂共同作用所致。

8. 反复烧开的水

反复烧开的水含亚硝酸盐，进入人体后生成致癌的亚硝酸胺，已被上海市疾病预防控制中心列入10种致癌食品之一。因为烧的时间越久，水中无挥发性的有害物质和亚硝酸盐就会因为水的蒸发而浓缩，含量相对增高，喝了这样的水，同样对身体有害。

煲汤同煮开水一样，不需要煲太长的时间，也无须太浓。煲汤时间长，汤的香味浓，但各种成分发生反应的机会就更多，可能产生有害物质，其他不利成分也容易因为汤量减少而浓缩，因此，煲汤时间一般以两小时左右为宜。

同时还提醒大家，随着人们生活、工作节奏的改变，没空就随便吃点东西应付，有空时又暴饮暴食，以及吸烟、饮酒等这种不良的饮食习惯对癌症发生起着推波助澜的作用。只要养成良好的饮食习惯，再配以乐观的心态、充足的睡眠和适量的运动，就可以远离癌症，拥有一个健康的身体。

总之，坚持合理饮食，保持健康体重，参加身体运动，永远远离烟草和饮酒，才能达到防癌抗癌的目的。另外这些建议也能减少患其他慢性疾病（如心脏疾病和糖尿病）的风险。

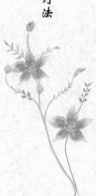

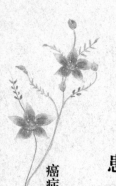

患者在化疗期间如何做到合理饮食

在癌症病人化疗期间，对病人来说是一件非常痛苦的事情。并不是所有的化疗病人能坚持下去，有些人可能中途放弃了化疗，但也有些人坚持化疗，最后还能取得良好的疗效，精神一天比一天好。这是为什么呢？也许大家不知道其中的原因吧，原因来自于有很多方面，但其中重要的一点是化疗病人在化疗期间要吃什么，怎么吃才是最关键，这样才能让病人有更好的精力来耐受化疗进程。

首先，癌症病人化疗期间吃什么好呢？

肿瘤属于消耗性疾病，在肿瘤病人中营养不均衡、营养不良是常见的问题。因此，增进食欲、加强营养对肿瘤病人的康复十分重要。日常生活中要注意营养合理，食物尽量做到多样化，多吃高蛋白、多维生素、低动物脂肪、易消化的食物及新鲜水果、蔬菜，不吃陈旧变质或刺激性的东西，少吃薰、烤、腌泡、油炸、过咸的食品，主食粗细粮搭配，以保证营养平衡。

酸、甜、苦、辣、咸五味，每味都有它的特殊作用。酸能收敛、生津开胃；甜能补益脾胃；苦能泄下、燥湿，少量可开胃；辣也能开胃；咸能通下、软坚。食品基本上都是以上五味或几味混合在一起，肿瘤康复期病人应选择有一定抗癌成分和有软坚散结作用的食品。

富有营养的食品种类繁多，除大米、小麦、小米、大豆等外，鸡、羊、牛肉是补气的食品，体虚的肿瘤病人可食用。鸭子、乌龟、鳖、鲫鱼等是具有补益健脾的食品，海参、海蜇、鲍鱼、海带、荸荠、菱角能软坚散结，可以消"痞块"，木耳、猴头蘑、香菇、金针菇等多种食用蘑菇都有一定的抗癌作用。尤其是香菇的营养价值超过所有的蘑菇，含有 7 种人体所必需的氨基酸，含有钙、铜、铁、锰等微量元素，还含有多种糖和酶，能提高和增强人体免疫力。

蔬菜、瓜果、豆类等含有丰富的多种维生素和微量元素，有一定防癌和抗癌作用。如大豆、卷心菜、大白菜均含有丰富的微量元素钼，西红柿、胡萝卜、空心菜、大枣含有丰富的维生素，其中空心菜营养最好，它含有多种维生素，超过西红柿数倍。蒜苔、韭黄、菜花、包心菜除含有丰富的维生素外，还含有可增高芳基烃羟基化酶活性的靛基质，可抗御化学致癌物质的致癌作用。

大家都知道化疗是癌症治疗的一个重要手段，在化疗中会出现多种的并发症和不适状况，这种情况会根据肿瘤患者自身的情况不同而有所差异，病人会出现不同反映。但总体来说，不适情况是不可避免的。为了能够使患者坚持完成化疗，减少毒副作用的损害，在日常生活中癌症患者要注意饮食和运动等多方面的因素。

其次，化疗的饮食总原则是：

（1）化疗前要均衡饮食，每日饮食中包含谷薯类（米饭、面食）、蔬菜水果类、肉禽蛋类、奶及豆制品类以及少量油脂类五大类食物。每日 4~5 餐，加餐以水果为主。化疗前一天进低脂肪、高碳水化合物、高维生素和矿物质的食物，如米饭、面食、鱼肉、鸡肉、鸡蛋、瘦肉、豆腐、蔬菜、水果等。

（2）化疗中要求进食低脂肪、高碳水化合物、少量优质蛋白质食物，以食谷类、蔬菜、水果为主，配以容易消化的鸡肉、鱼肉和鸡蛋等，可以适当补充蛋白质粉（大豆或蛋清），要少油。如果治疗反应较重，饮食以流质为主，可食用菜汤、米汤、果汁等流质食物。嚼生姜有一定的止呕作用。

（3）化疗后身体较虚弱，宜选择营养丰富且易于消化的食物，如软饭、稀饭、面包、馒头、包子、鱼肉、鸡蛋、鸡肉、煲汤、土豆、香蕉、果酱等。少吃多餐，适当运动，用酸奶替代牛奶，以免腹部胀气。也可以用姜来刺激食欲。

最后，化疗期间患者饮食需要注意什么呢？

（1）处理好饮食与化疗药物作用高峰时间的关系。平时的饮食多半定时定量，化疗期间的饮食最好避开药物作用的高峰时间。如果静脉用化疗药物，最好在空腹时进行，因为通过静脉给予高浓度化疗药物后可能有恶心和呕吐，空腹可使恶心和呕吐症状减轻。如果口服化疗药物，可能对胃有一定的刺激作用，以饭后服用为好，在药物经过 2 ~ 3 小时后吸收入血液，其浓度达到最高时，即使有消化道反应也是空腹状态，症状会轻得多。

（2）化疗时食欲常较差，又有恶心等反应，要求进餐次数比平时多一些，最好是吃一些稀软易消化的食物，但要达到高蛋白、维生素丰富、热能充足的要求，这就是人们说的"少而精"。即使有呕吐，也要坚持进食，如果进食量不够，可通过输液补充葡萄糖、维生素、氨基酸，必要时给予白蛋白补充。

（3）中药可使消化道反应减轻，有利于饮食恢复。除了防治癌症病人化疗的胃肠道反应外，有些中药还有促进食欲助消化、杀死癌细胞、预防癌症复发转移等功效，如用佛手柑煎汤去渣，粳米 100 克用汤炖粥，加入适量冰糖，可理气助消化。

如果癌症病人胃肠道反应严重，出现恶心、呕吐、上腹疼痛、纳差等，此时可进食开胃食品，如山楂、扁豆、山药、白萝卜、香菇等，同时要少食多餐，避免饱食感。进食要细嚼慢咽，饭后 1 小时不要平卧，可以散步。化疗前 1 小时不要进食水，进食时如恶心呕吐可口服鲜姜汁 3 ~ 5 毫升。姜汁橘皮饮是治疗化疗后胃肠道反应的常用食疗方，其方法是用鲜生姜 20 克、新鲜橘皮 250 克、蜂蜜

100 克，先将鲜生姜洗净，连皮切成片或切碎，加温开水适量，在容器中捣烂取汁，兑入蜂蜜，调和均匀，备用。再将新鲜橘皮拣杂，洗净，沥水，切成细条状，浸泡于蜂蜜姜汁中腌制一周，即成。需用时，每日 3 次，每次 20 克，当蜜饯嚼食。本食疗方可以和胃止吐，适用于化疗后出现胃肠道毒性反应引起的恶心、呕吐等症状。

总之，应按"三分治七分养"的原则，根据癌症化疗后病人的具体情况，合理调理饮食，力求多样化，加强营养，促进病人身体早日恢复！

第四章 癌症的食物疗法

放疗期间病人的饮食调理

在癌症病人放疗期中，放疗对病人来说也是一件非常痛苦的事情。但相对于化疗来说，放疗的痛苦程度要比化疗好些，放疗饮食也与化疗饮食有所区别。放疗患者接受治疗以后，往往会出现口唇干燥、舌红少苔、味嗅觉减弱、食欲低下等津液耗损的现象，为了让放疗病人能更好地合理饮食，那么，在放疗期间病人应该吃些什么呢？

由于放疗可能会引起一些组织器官损伤，如口腔、食管、肺部的放射性的炎症，出现口干、舌燥、食纳减小、大便干结等症状，在饮食调理上宜以养阴、生津、益气、辅以清热解毒的有关食物，以清淡、易消化、有营养的半流质饮食为主，如冬瓜、生菜、菜心、莲藕、苦瓜及新鲜肉类，不宜食用油炸、烧烤和煎炒食物，少用或不用辛辣刺激调味品。

为了提高机体免疫力，放疗时患者可按几种情况进行调配：

（1）患者表现轻度吞咽困难者，可给以半流质食物，食物以高蛋白、高热能、高维生素食物为主，如余小肉丸、碎菜龙须面、小馄饨、各种肉菜粥、肉松蛋糕及其他软而易吞咽的食物。为补充维生素 C，可采用嫩的叶菜、茄瓜类制作成碎软或泥状。如吞咽困难较重，应采用匀浆膳，或黏稠的流质食物，如婴儿米粉糊、芝麻糊、蒸蛋羹、各种粥类等，以减少体重丢失，防止造成营养不良。

（2）住院手术后，一般按外科术后常规进食，可采取少食多餐口服食物来保证营养摄入。但不能口服食物或并发症者，应从空肠造瘘灌注营养，内容可用匀浆混合奶或要素膳代替正常饮食，起到营养支持作用。

（3）化疗、放疗病人因有恶心、呕吐、食欲不振等消化道症状，影响进食，可采用高蛋白、低脂肪的食物，不食用油腻、油炸等食物，烹调易清淡，味道要鲜美，注意色香味俱全，增加一些无刺激性调味品以增进病人食欲。可用一些助消化的酸性味食品如山楂糕、红果酱等制作食品。有贫血现象注意选择富含铁的食品，如肝类、大枣、动物血等。

最后，由于放疗部位的不同，放疗病人该多吃的食物也会有所不同。

（1）头部肿瘤放疗时，多服滋阴健脑、益智安神之品，如核桃、花生、绿茶、咖啡、桑葚、黑芝麻、石榴、芒果、人参果、菠萝蜜、红枣、海带、酸枣、猪脑等。

（2）颈部肿瘤放疗时，多服滋阴生津、清热降火之品，如梨、橘子、苹果、西瓜、菱角、莲藕、柚子、柠檬、苦瓜、蜂蜜、绿茶、茭白、白菜、鲫鱼、海蜇、淡菜等。

（3）胸部肿瘤放疗时，多服滋阴润肺、止咳化痰之品，如冬瓜、丝瓜、橘子、莲藕、淮山药、红萝卜、枇杷果、杏等。

（4）腹部肿瘤放疗时，多服健脾胃、养气补气之品，如香橼、杨梅、山楂、鸡肫、鹅血、苡米粥、鲜姜等。

（5）泌尿生殖系统肿瘤放疗时，多服补肾、养肝、清热之品，如枸杞果、无花果、西瓜、苦瓜、向日葵子、牛奶、花椒、茴香、香菜等。

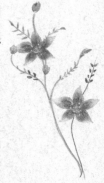

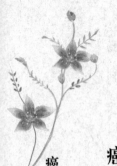

癌症病人在日常饮食中要多吃什么食物

营养与癌症的关系是目前受到广泛重视的研究领域，据估计在全部的癌症患者中有 1/3 是由于营养因素造成的，饮食对于癌症的形成和防治有着重要的临床意义。引起癌症的因素很多，与不良的饮食习惯有关的因素有吸烟、酗酒，长期食用发酵、霉变、酸菜、腌菜及含亚硝酸胺的物质；长期食烟熏、火烤和反复用过的油炸食品；喜进过热、过粗、过硬或脂肪过多的食品；因过分偏食致某些营养素长期缺乏，如维生素 C、A、E 等；进食过快也是原因之一。

人类日常食品中，有的具有抗癌性，所以合理安排饮食对癌症病人尤为重要。维生素类具有一定的抗癌功效。维生素 A 和它的类似物（通称维甲类）与上皮分化有关，维甲类能抑制正常细胞因受辐射、化学致癌物或病毒引起的细胞转化过程；维生素 B 族也有抗癌作用；维生素 C 可以阻止亚硝胺类物质的合成，因而可以降低食道癌和胃癌的发生；维生素 E 也有类似的抗癌作用。所以癌症病人适宜多吃常吃富含维生素 A、B、C、E、叶酸、胡萝卜素的食物。微量元素对人体极为重要，相当多的资料表明微量元素如硒、锌与癌的发生呈负相关，硒、锌在动物中有抑制化学致癌物诱发的乳腺癌的作用。如缺碘可引起甲状腺肿大，有转化为甲状腺瘤或癌的可能，并通过内分泌失调而诱发乳腺癌、子宫内膜癌、卵巢癌、肺癌、消化道癌；硒的缺少多见于泌尿系统癌症病人，硒对肝癌、皮肤癌、恶性淋巴瘤也有抑制作用；在食道癌、肝癌患者中，发现有缺钼的现象。因此癌症病人应多吃常吃含微量元素比较丰富的粗粮和大豆制品。

癌症是消耗性的疾病，癌症病人的治疗多是损伤性治疗，必须有足够的营养摄入，宜多吃些优质蛋白质食品，以增强机体免疫力，如蛋类、牛奶、豆制品等，多吃"白肉"如鱼肉、鸡肉等，少吃"红肉"如牛肉、羊肉等。过多的热量和肥胖会导致乳腺癌、大肠癌、胰腺癌的发生率增高，饮食结构和饮食习惯对癌症病人有着直接的影响。我国传统的饮食习惯有一定优点，如多食蔬菜、碳水化合物、豆类等。从预防肿瘤的角度不应全盘西化。中医非常重视"治病求本"的思想，在肿瘤论治方面，中医治疗四大原则是"坚者削之""结者散之""留者攻之""损者益之"，对癌症患者宜扶正祛邪，应多吃些养阴补气、滋补强身的食物。

癌症病人在接受各种治疗后，还面临着恢复健康和防止复发、转移的问题，因此，饮食上应围绕健康恢复和防止复发、转移来考虑。饮食结构是否正确、合理，与癌症的预后、治疗效果及康复有着密切的关系。应按"三分治七分养"的原则，根据病人的具体情况，合理调理饮食，力求多样化，加强营养，促进身体恢复。

那么，癌症病人应该怎么吃呢？肿瘤病人身体往往比较虚弱，加强营养是非常必要的，原则上强调高营养、全面营养。从治疗意义上讲，要多选择补益性食品。有人误认为癌症病人之所以患癌症，是因为体内有"毒"，要用解毒、排毒的药物及食物治疗，而不能用"补"法，也不要加强营养，并想饿死肿瘤细胞，这种想法是不对的。

安排肿瘤病人的饮食，除了考虑营养因素之外，还应注意充分利用食物中的抗癌物质，宜选择具有提高免疫功能、防癌、抗癌作用的食品，如白薯、大豆制品、薏苡仁、芹菜、大蒜、胡萝卜、芦笋、西红柿、无花果、猕猴桃、葫芦、山楂、香菇、蘑菇、木耳等。

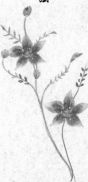

下面举例推荐一些：

玉米：玉米中胡萝卜素含量很高，还含有大量植物纤维及大量赖氨酸，它能显著抑制肿瘤细胞的生成；玉米中硒含量极为丰富，硒为强抗氧化剂，比维生素 E 高 500 倍，能吞噬人体内自由基及其他过氧化物，保持细胞膜及染色体基因免遭损害。此外，玉米中的镁对抗癌能力也有贡献。

红薯：又叫地瓜、甘薯、白薯，有人将它称为"第一抗癌食品"，被认为是祛病延年、减肥保健的绝佳食品。我国城镇居民多数已不再食用地瓜，偶有人买烤白薯尝新鲜。红薯有强大的防癌功能，在红薯中发现了一种去氢表雄酮的物质，它能预防肠癌和乳腺癌的发生。不少寿星的长寿秘诀是多食地瓜。

薏苡仁：薏苡仁含有薏苡仁脂、薏苡仁油、薏苡仁素、谷甾醇、生物碱等多种药用成分。薏苡仁脂不仅具有滋补作用，而且对多种肿瘤细胞有抑制作用，并能提升白细胞和血小板的含量。经常食用薏苡仁粥，不仅对肿瘤有较好的辅助治疗作用，而且对化疗和放疗的癌症患者所出现的体质虚弱、白细胞减少、食欲不振、腹胀、腹水、面浮肢肿等症状亦有较好效果。薏苡仁实实在在是一种理想的抗癌保健食品，癌症患者常吃有利于身体康复。

海带：海带含有丰富的纤维素，可促进肠道中致癌物的排泄。海带又含有大量的钙，也有抗癌作用。流行病学调查发现，吃富钙食物者肠癌发病率低。

魔芋：又名苟弱、蛇六谷，为南星科植物魔芋的球茎。魔芋含丰富的葡萄甘露聚糖、蛋白质、果糖以及淀粉、纤维素，具有化瘀散积、行瘀消肿的功效。魔芋中的葡萄甘露聚糖可吸收水分膨胀，刺激胃肠蠕动，润肠通便，促进粪便及肠道内有害物质的排泄，具有通便防癌的功效，不但可治疗便秘，对结肠癌亦有预防作用。

海参：海参是餐桌上的美味和高级滋补品，海参中含有一种叫粘多糖的物质，可以抑制癌细胞的生长和转移。另外，从海参腺体中提取的海参素对肿瘤有抑制作用。

大蒜：大蒜能预防各种癌症，大蒜中的硫基化合物是消除人体内亚硝酸盐和阻断内源性亚硝酸胺的有效成分，抑制胃肠道亚硝酸盐还原菌合成亚硝酸胺，从而降低胃癌的发病率。大蒜最好是生吃或捣碎后加麻油搅拌后即时食用。因为大蒜经捣碎或嚼碎后，其所含的大蒜素生成酶才能释放出来，使大蒜素原变成大蒜素，发挥其抗癌作用。

猕猴桃：猕猴桃的果肉中含有大量维生素 C，是维生素 C 的优质来源。猕猴桃富有阻止人体内致癌物合成的物质，经常食用猕猴桃能预防癌症的发生。

无花果：具有健胃清肠、消肿解毒的功效。无花果水提取物具有抗艾氏肉瘤、小鼠自发性乳腺癌、大鼠转移性肉瘤的作用，能引起肿瘤坏死，延缓移植性腺癌、白血病、淋巴肉瘤的发展，促使病变减轻。无花果所含苯甲醛与 β－环糊精，可防止诱发的乳头瘤，临床对腺癌、鳞状上皮细胞癌有效，对食管癌、胃癌、膀胱癌等肿瘤有预防、治疗作用。

葡萄：葡萄具有较强的抗癌性能，因为它含有的白藜芦醇可以防止健康细胞癌变，并能抑制已恶变细胞扩散。在包括葡萄、桑树和花生在内的七十多种植物中都发现了白藜芦醇，不过，以葡萄以及葡萄制品中的白藜芦醇含量最高。所有的葡萄酒中都含有一定量的白藜芦醇，含量最高的是红葡萄酒，因此经常饮用红葡萄酒有一定的防癌作用。

香菇：是食物中的珍品，是一种有益健康并具有抗癌作用的食品。香菇内还有一种葡萄糖苷酶，这种物质可以提高机体的抗癌能力，其中最突出的是所含的香菇多糖，具有很强的抗癌作用。香菇多糖能增强细胞免疫和体液免疫，有类似于补气的作用。可将香菇

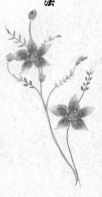

煮汤服用，有辅助治疗作用。癌症手术后的患者坚持服用香菇汤，有利于防止癌细胞转移。健康人吃香菇，可以预防癌症的发生。

洋葱： 洋葱含有大蒜中的一些抗癌物质，同时还含有谷胱苷肽，后者能与致癌物质结合，有解毒作用。洋葱也应以生食为妙。

番茄： 番茄是食物中维生素 C 的重要来源，在储存和烹调的过程中，它所含的维生素 C 又不易遭到破坏。番茄中还含有胡萝卜素、番茄红素、维生素 B 族，番茄红素是抗氧化性最强的类胡萝卜素。但是不要在空腹时吃番茄，也不能吃未成熟的番茄，吃多了会中毒。另外，番茄不要和黄瓜一起吃，因为黄瓜中含有多量维生素 C 分解酶。

黄瓜： 黄瓜中含蛋白质、脂肪、糖类化合物、矿物质、维生素（A、B$_1$、B$_2$、C、E）、丙醇二酸等成分。无论是癌症性发热还是炎症性发热的患者，吃黄瓜可以清热。伴有腹水、胸水或全身水肿的患者，吃黄瓜都有作用。

椰菜： 椰菜富含维生素 C、胡萝卜素、纤维素以及钙、钾等，并且具有低脂肪、低热量的优点。

芹菜： 含有蛋白质、碳水化合物、脂肪、维生素及矿物质，同时芹菜还含有挥发性的芹菜油，能促进食欲。芹菜中含有大量纤维素，经常食用可预防大肠癌。英国科学家研究发现，食用水芹可以抵消烟草中有毒物质对肺的损害，在一定程度上可防治肺癌。

圆白菜： 圆白菜中含有丰富的萝卜硫素。这种物质能刺激人体细胞产生对身体有益的酶，进而形成一层对抗外来致癌物侵蚀的保护膜。萝卜硫素是迄今为止所发现的蔬菜中最强的抗癌成分。新鲜的圆白菜有杀菌、消炎的作用。咽喉疼痛、外伤肿痛、胃痛、牙痛时，可以将圆白菜榨汁后饮下或涂于患处。另外，圆白菜中含有丰富的吲哚类化合物。实验证明，"吲哚"具有抗癌作用，可以避免人类罹患肠癌。

西兰花：西兰花的抗癌作用是近些年来西方国家及日本科学家研究的重要内容。日本国家癌症研究中心公布的抗癌蔬菜排行榜上，西兰花名列前茅。美国《营养学》杂志上也刊登了西兰花能够有效预防前列腺癌的研究成果。西兰花的抗癌作用主要归功于其中含有的硫葡萄糖苷，据说长期食用可以减少乳腺癌、直肠癌及胃癌等癌症的发病几率。

芦笋：芦笋含有丰富的组织蛋白核酸叶酸、微量元素硒和游离态存在的天门冬酰胺，对各种癌症患者都有预防和治疗功效，尤其对膀胱癌、肺癌、皮肤癌有特殊疗效，对淋巴瘤、白血病等也有很好的效果。

茄子：富含维生素 P，茄科蔬菜含有重要的植化物，研究显示可以阻止癌细胞的形成。印度药理学家已从中成功地提取出一种龙葵素，用来治疗胃癌、子宫颈癌等。茄子抗癌作用有三点，分别是散血止痛、消肿、宽肠。一些接受化疗的消化道癌症患者，出现发热时，也可用茄子作辅助治疗食物。

胡萝卜：胡萝卜含有极为丰富的胡萝卜素，而且在高温下也很少破坏，并容易被人体吸收，进而转变成维甲类。长期吸烟的人，每日如能饮半杯胡萝卜汁，对肺部也有很好的作用。研究证实每天吃胡萝卜有利于防癌。临床研究发现，癌症病人接受化疗时，如能多吃些胡萝卜能减轻化疗反应。

另外，研究证明，亚硝酸胺等物质具有强致癌性，当亚硝酸盐遇到 2 倍的维生素 C 时，就不能在人体内与胺进行化学合成。在许多蔬菜和水果中，都含有丰富的维生素 C。要防癌就应避免维生素 C 在烹制过程中的损失。所以在烹调中应当注意以下几点：

（1）蔬菜要先洗后切，切好即炒，炒好即吃。因为维生素 C 易溶于水，又易氧化。

（2）不要挤出菜汁。因为菜汁中含有丰富的维生素 C、酶等。

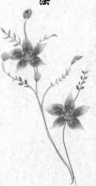

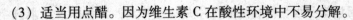

（3）适当用点醋。因为维生素 C 在酸性环境中不易分解。

（4）不宜用食碱。因为食碱会大量破坏食物中的维生素 B 和维生素 C，减低蔬菜的营养。

（5）多吃含根茎的蔬菜。萝卜、南瓜、莴苣和豌豆中有一种酶，能分解亚硝酸胺或阻止致癌物质发生作用，白萝卜、胡萝卜中含有木质素，有抗癌功能。

（6）旺火、快炒、急盛，少要蒸煮方法，可以充分保存食物和蔬菜中的维生素 C。

（7）鱼类、肉类不可烧焦。因为烧焦的部分含有强致癌物质，烧焦的部分不要食用。

（8）少用调味品和着色剂，因为其中含有数量不等的亚硝胺物质。

总之，癌症是消耗性的疾病，癌症病人的治疗多是损伤性治疗，必须有足够的营养摄入，以增强机体免疫力，从而可以有效地防癌抗癌，也使机体更加强健。

饮食防癌的"六字诀"

日常饮食防癌需谨记六字诀：素、淡、烂、粗、杂、少。

素——多吃新鲜蔬菜和水果

目前已证实，足量的蔬果纤维可预防结直肠癌，并减少乳腺癌、食道癌等数种癌症的发生率。

世界癌症研究基金会科学项目经理蕾切尔·汤普森博士推荐了几种最有效的防癌蔬果：

（1）西红柿可降低前列腺癌危险。

（2）西兰花、卷心菜和豆芽能降低患消化系统癌症的几率。

（3）草莓、洋葱、大蒜中都含抑制肿瘤生长的成分。

淡——少吃高脂肪、动物蛋白类食品，以天然清淡果蔬为宜，适当控制盐摄入

美国国家科学院报告指出，所有饮食构成要素中，脂肪与癌症关系最密切，特别是乳腺癌、大肠癌与前列腺癌。少吃脂肪也有技巧，比如选低脂或脱脂鲜奶，以豆制品取代部分肉，把肉皮、肥肉外层的油炸裹粉去掉，刮除蛋糕的奶油不吃，烹调时用蒸、煮、烤、卤取代煎炸方式。

世界癌症研究基金会曾发布一项防癌忠告，其中，"多吃蔬菜、少吃肉"得到了防癌专家的广泛认可。专家建议，对于爱吃肉的人，每周红肉的摄入量要少于 500 克，尽可能少吃加工肉制品；每天食

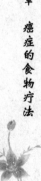

用白肉最好限制在 50～100 克以内，每周只吃 2～4 次。

另外，食盐和盐腌食物可能增加胃癌的发生率，每人每天吃盐最好别超过 5 克。尤其要小心你身边的"隐形盐"，比如，超市食品中薯片、泡面含盐量最高。在外就餐时，含盐量高的菜也让你"防不胜防"，尤其是北方人爱吃的红烧菜、炖菜、老鸭汤等。

烂——除新鲜水果、蔬菜外，其他食物应煮烂、煮熟

意大利一项研究发现，胡萝卜素、番茄红素和叶黄素根本不怕煮，反而比生吃更能保护身体免于癌细胞侵袭，尤其是富含类胡萝卜素的胡萝卜、西红柿以及西兰花和十字花科蔬菜等。英国食品研究中心的苏·索森说："从生胡萝卜中吸收的类胡萝卜素约为 3% 到 4%，把它们煮熟或捣碎后，类胡萝卜素的吸收可增加四五倍，烹饪能帮助溶解。"以西兰花为例，加热到 60 度最理想，能最大限度发挥其抗癌活性，减少患食管癌、胃癌、肺癌、胆囊癌和皮肤癌的危险。

粗——粗粮、杂粮、粗纤维类食物

食物中缺乏植物纤维是近年来罹患癌症越来越多的重要原因之一。植物纤维具有"清洗肠道"的功能，它可以促进肠道蠕动，缩短肠内容物通过的时间，减少致癌物被人体吸收的可能，尤其能预防大肠癌的发生。粗粮中还含有丰富的钙、镁、硒等微量元素和多种维生素，其中硒是一种抗癌物质，能结合体内各种致癌物，通过消化道排出体外。

杂——食谱宜杂、广

其实，预防肿瘤并不需要什么灵丹妙药，也不需要名贵药材，关键在于平衡饮食，不挑食，荤素搭配，忌燥热及过分寒凉食物。只要配合得好，红、黄、白、绿、黑等有色彩的食物都是"抗癌药"。

美国癌症研究协会曾明确表示：没有任何一种单一的食物能够保护人们不得癌症。虽然有许多研究表明，植物性食物中所含的一些成分，比如维生素、矿物质以及多酚、黄酮类等，对抗癌都有一定作用，但并不只是推荐任何一种具体的抗癌食物，而是建议食谱有2/3以上的食物来自于蔬菜、水果、全谷以及豆类。

少——食物摄入总量及糖、蛋白质、脂肪的摄入量均应有所节制

日本东京一研究成果指出，吃得太饱会增加患癌的风险。研究人员发现，"每顿都吃得很饱"和"基本上只吃八分饱"的人相比，前者患癌的概率更大。暴饮暴食的同时，如果还酗酒、吸烟，那更给身体雪上加霜，食管癌、胃癌、胰腺癌等消化系统肿瘤都与此有关。

另外，专家建议，每人每周对红肉的摄入量最好在500克以内。红肉指未经烹调前呈现红色的肉，大多属于哺乳动物，如猪、羊、牛肉等，禽肉、鱼虾等不在此列。此外，研究还发现，大量食用"加工肉"会增加患直肠癌的风险。"加工肉"专指熏肉、腊肉、火腿等食品。假如人们要饮酒，男子最好控制在每日两个单位，女子最好控制在每日一个单位。一个单位指半品脱（约0.286升）啤酒或一小杯葡萄酒。每人每日食盐量不要超过一茶匙，多吃蔬菜水果，多喝水而不要多喝含糖饮料，力争从食物中摄取营养，而不要依赖营养品。

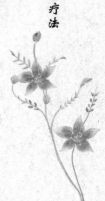

能防癌抗癌的蔬菜有哪些

进食不当会诱发癌症，相反，合理饮食可以预防癌症。自然界中广泛存在防癌抗癌的天然食品。目前，国际国内公认具有防癌抗癌作用的蔬菜依次是：红薯、芦笋、卷心菜、花椰菜、芹菜、茄子、甜菜、胡萝卜、荠菜、金针菇、雪里蕻、大白菜等；水果依次是：木瓜、草莓、橘子、柑子、猕猴桃、芒果、杏、柿子、番茄和西瓜等。

下面为大家介绍9种具有防癌抗癌作用的食物。

1. 茄子

茄子性味甘、凉，有散血止痛、利尿解毒等功效，主含龙葵碱，其含量以紫皮茄为多，动物实验证明，此物质可抑制消化系统癌症。

2. 大白菜

大白菜性味甘、平，有解热除烦、通利肠胃之功，科学家认为，大白菜所含的粗纤维有刺激胃肠蠕动的通便之功，能使污染或分解产生的致癌物质尽快排泄，以减少肠内吸收和对肠壁的局部刺激。另大白菜中含有微量元素钼较多，能阻断致癌的亚硝胺合成，含有的硒在人体内有助于生成谷胱甘肽，使癌的发生率下降，富含各类维生素，与肉类同食，既可增添肉的鲜美，又可减少肉中致癌物亚硝基胺的产生，两全其美。

3. 萝卜

萝卜有清热，利尿、消炎、化痰、止咳等功效，萝卜含抗癌元素吲哚，实验表明其可减少动物肿瘤的生长。

老中医特别推崇萝卜，希望大家多食萝卜少喝酒。食肉须加用萝卜，不但能防病治病，同时有防治癌症的作用。近年发现锌元素有很强的抗癌活性，而锌在萝卜中含量较高。

4. 胡萝卜

胡萝卜有健胃脾、助生津及益气补中之功效，对积食痞结有通便化滞之效。胡萝卜富含维生素 A 源（胡萝卜素），是"防癌系统"的营养成分。

5. 扁豆

扁豆有补脾除湿、消暑解毒等作用。本品仅用于脾气虚弱、湿浊内阻的胃肠道肿瘤，扁豆可刺激体内淋巴细胞转化为杀瘤细胞，能刺激免疫系统增进消化吸收功能。

6. 甘蓝（卷心菜）

甘蓝性味甘、平，有补骨髓、利关节、壮筋骨、益脏器和清热痛等功效。

目前已知其中所含的成分吲哚 - 3 - 乙醛及黄酮类化合物，都可诱导肝脏中芸烃羟化酶活性提高 54 倍，使小肠黏膜此酶活性提高 30 倍，预示着抗癌力显著增强，有研究发现本品能降低胃癌、结肠癌及直肠癌的发病机会。

7. 大蒜

大蒜性味辛、温，有强烈刺激气味，含有挥发油，主要成分是大蒜素，为一种植物杀菌素，含硫和硒、锗，硒有抑癌的效能，锗可以预防胃癌，有机锗能促进血液循环，诱发体内干扰素，将巨噬细胞诱变为抗癌性巨噬细胞，增强病人病变细胞的抵抗力。

大蒜素能阻止人胃中亚硝胺生成菌的生长，从而减少了亚硝胺的合成，减少了胃癌的发生。因此，将大蒜作为防治癌的常用食物。

8. 芦笋（龙须菜）

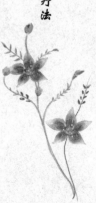

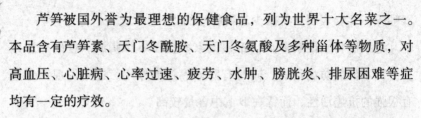

芦笋被国外誉为最理想的保健食品，列为世界十大名菜之一。本品含有芦笋素、天门冬酰胺、天门冬氨酸及多种甾体等物质，对高血压、心脏病、心率过速、疲劳、水肿、膀胱炎、排尿困难等症均有一定的疗效。

美国发现芦笋有防止癌细胞扩散的功能，对淋巴肉芽肿瘤、膀胱癌、肺癌、皮肤癌及肾结石等均有特效。生物学家认为，本品抗癌的奥秘是由于它富含组织蛋白中的冬酰胺酶，这是一种"使细胞生长正常化"的物质，能有效地控制癌细胞生长。此外它的核酸含量也丰富，对癌症有"摊平"作用。

9. 蘑菇

蘑菇类包括香菇、冬菇、平菇、猴头菇等，主含多糖类成分。

科学实验证明，其中多糖有调节人体"抗癌系统"免疫功能，从而抑制癌症生长和减轻癌症患者的症状。

哪些水果有防癌的效果

　　水果还有防癌的效果？相信很多人对这种说法都很惊奇，水果的保健和抗癌功效很好，人们应该好好地享用，美国癌症研究院曾整理了世界卫生组织、美国农业部以及国际上对癌症的研究，指出每天至少摄取5份蔬菜、水果，就可以降低20%的患癌症风险。

　　美国环境毒物学博士罗伯特·哈瑟瑞进一步指出，有十几种水果可以起到有效地降低患癌症几率的作用。这些水果包括草莓、橙子、橘子、苹果、哈密瓜、奇异果、西瓜、柠檬、葡萄、葡萄柚、菠萝、猕猴桃等。它们中的一些特殊成分在预防结肠癌、乳腺癌、前列腺癌、胃癌等方面，具有其他食品难以替代的益处。

　　在抗癌水果中，草莓的作用位居首位。新鲜草莓中含有一种奇妙的鞣酸物质，可在体内产生抗毒作用，阻止癌细胞的形成。此外，草莓中还有一种胺类物质，对预防白血病、再生障碍性贫血等血液病也能起到很好的效果。

　　橙子、橘子、柠檬、葡萄柚等柑橘类水果中含有丰富的生物类黄酮，能增强人体皮肤、肺、胃肠道和肝脏中某些酶的活力，帮助将脂溶性的致癌物质转化为水溶性的，使其不易被吸收而排出体外。同时，它们可增强人体对重要抗癌物质——维生素C的吸收能力。维生素C可增强免疫力，阻止强致癌物质亚硝胺的形成，对防治消化道癌有一定作用。瑞典一项研究表明，平均每天吃一个柑橘的人，得胰腺癌的危险比每周吃少于一个者低1/3。澳大利亚联邦科学与工

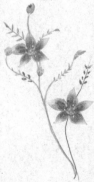

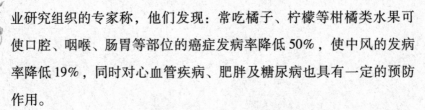

业研究组织的专家称，他们发现：常吃橘子、柠檬等柑橘类水果可使口腔、咽喉、肠胃等部位的癌症发病率降低 50%，使中风的发病率降低 19%，同时对心血管疾病、肥胖及糖尿病也具有一定的预防作用。

猕猴桃的营养丰富，既是一种极好的强身滋补品，也有一定的抗癌作用，其中的维生素 C 含量在水果中是最高的。

葡萄，尤其是葡萄皮中含有的花青素和白藜芦醇都是天然抗氧化剂，也有抑癌功效，可抑制癌细胞恶变，破坏白血病细胞的复制能力。

苹果中有一种非常有用的成分——多酚，能够抑制癌细胞的增殖。日本研究人员发现，苹果多酚能降低结肠癌的发病率。

此外，哈密瓜、菠萝中含有较多的叶黄素与玉米黄素，西瓜中的番茄红素丰富，这些物质都是非常有效的抗氧化剂，能起到抗癌作用。

虽然水果的抗癌作用明显，但在食用时，仍然要根据个人的特点进行选择和适当搭配。经常有人因为生吃草莓过量而引起胃肠功能紊乱。另外，患尿路结石、肾功能不好的病人不宜多吃草莓，因为它含草酸钙较多，过食会加重病情。而且，吃水果的最佳时间是饭前 1 小时。水果属生食，饭前吃水果等于吃生食后再进熟食，体内白细胞就不会增多，有利于保护人体免疫系统。

大豆及其制品的防癌作用

　　大豆及其制品不仅是营养性食品，还具有较高的医用价值。中医认为，大豆有"宽中下气、利大肠、消肿毒、捣烂涂疮"的功效。明代医家李时珍在《本草纲目》中介绍用大豆滋补和治疗的处方多达63条。书中尚有李守愚每晨水吞二七枚……到老不衰的记载。最新科研成果表明，大豆及豆制品具有抗老化、防癌症之功效，其机理是：大豆等豆类里的硒含量比大蒜、大葱还多，居首位。硒能自发地与细胞内的活性物质如细胞膜起反应，防止细胞膜受损害。在组织培养中发现，硒能使某些致癌物质的代谢活性下降，从而起到抑制癌细胞发生的功能。美国对癌症患者的血液化学分析发现：癌症患者的血硒含量大大低于正常人，尤其是胃肠道和前列腺的血硒值低下更甚，研究资料表明，低硒者患癌的危险性是含硒正常者的2倍。

　　大豆的营养价值很高，光蛋白质含量一项就比瘦肉多1倍，比鸡蛋多2倍，比牛乳多1倍，是天然食物中最受营养学家推崇的。我国自古栽培大豆，至今已有5000年的种植史。大豆发酵制品，包括豆豉、豆汁、黄酱及各种腐乳等，都是用大豆或大豆制品接种霉菌发酵后制成的。大豆及其制品经微生物作用后，消除了抑制营养的因子，产生多种具有香味的有机酸、醇、酯、氨基酸，因而更易被人体消化吸收，更重要的是增加了维生素 B_{12} 的含量。

　　大豆加工制成的豆腐，是我国的传统食品，豆腐有防癌的作用，

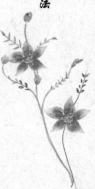

每天吃豆腐或豆浆，患胃癌的危险性可减少一半。日本流行病学调查也证实，喜欢吃豆腐汤的人比平时少喝豆腐汤的人患胃癌要少得多。豆腐中含有能抑制 5 种癌细胞生长的物质，经学者研究后证实，豆芽中含有一种干扰素诱生剂，能防病毒感染和抑制肿瘤；豆芽中含有丰富的维生素 E，能保护上皮细胞的完整性；含有的叶绿素还能防治直肠癌和其他一些癌的发生。对于长期吸烟的人来说，常吃大豆，可以减少肺癌发生的机会，因此，常吃大豆或豆制品具有防癌的作用。

实验证实，大豆不仅具有抗癌作用，还可以协调人体内分泌功能，起到预防多种疾病的其他作用，如：

（1）抗衰老：绝经期是妇女进入老年期的开始，这一时期一些妇女出现燥热、潮红和老年性阴道炎，多起因于卵巢功能的衰退。大豆中的大豆异黄酮属于植物雌激素，长期补充可防止女性卵巢功能过早衰退，双向调节雌激素水平，从而缓解更年期症状；大豆中还有丰富的磷脂和必需脂肪酸，能改善细胞膜的硬化程度，逆转老化的细胞，延缓细胞的衰老，从而起到抗衰老的作用。

（2）防治骨质疏松症：由于代谢和内分泌等各方面的原因，老年人易患骨质疏松症，容易骨折。研究证明，大豆中的异黄酮有雌激素样作用，如果在围绝经期及时补充大豆异黄酮，对预防骨质疏松有积极作用。

（3）防治心脑血管疾病：大豆可升高人体血清中高密度脂蛋白水平而降低血清低密度脂蛋白水平，常吃大豆和豆制品能有效预防心脑血管疾病。大豆中富含低聚糖，在肠道中起"清道夫"的作用，既能及时清除肠道中的有害物质，保持大便通畅，又能维护血糖平衡，对防治老年人心脑血管疾病有重要意义。

常吃五谷杂粮抗癌效果好

现代人饮食过于精致，导致疾病的发生，如肥胖、糖尿病、高血压、心脏病、癌症等疾病日益严重，专家纷纷建议，应该减少精致饮食并提高粗食比例，因此增加五谷杂粮的摄取，已成为改善饮食及维持健康的首选。

五谷杂粮是包含各种不同种类的全谷物、全麦类及甘豆类，而全谷是指谷物在碾制过程中，保留胚芽、麸皮及胚乳三个部分，可以完整保留谷物的营养，全谷类包含糙米、黑糯米、小米、胚芽米等；全麦类包含燕麦、大麦、小麦、荞麦等；甘豆类包含红豆、黑豆、绿豆、薏仁、莲子、玉米等，以上皆是属于五谷杂粮类的食物。而精致谷类如白米、白面粉在加工的过程中，已经去掉胚芽及麸皮，只保留胚乳的部分，因此保留的营养成分较少。

根据卫生署的建议，每人每天五谷根茎类的摄取，依据不同的活动量，应达到3~6碗的分量，如果能选用五谷杂粮类，对健康更有帮助，因为它除了有人体必需的醣类、蛋白质外，更含有维持健康不可缺少的维生素 E、维生素 B 群、钙、铁、硒、镁、锌等矿物质，及木质素、多酚等植物性化学物质以及大量的膳食纤维质。

杂粮饭所含的纤维质约是白米饭的 9 倍，可改善多数人因饮食不均衡所产生的便秘，膳食纤维有助于肠内有毒物质的排出，延缓血糖上升的速率，并可以增加肠胃道微生物的种类及数目，减少致癌性物质的产生，因此可以保持人体健康并预防癌症的产生。

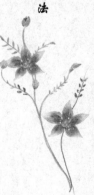

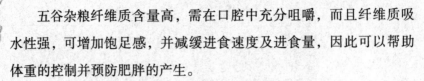

五谷杂粮纤维质含量高，需在口腔中充分咀嚼，而且纤维质吸水性强，可增加饱足感，并减缓进食速度及进食量，因此可以帮助体重的控制并预防肥胖的产生。

那么，如何在日常饮食中增加五谷杂粮类的摄取呢？

首先，早餐可以选择全麦吐司、全麦馒头、杂粮面包取代白吐司、白馒头、奶酥面包、菠萝面包，也可饮用五谷奶、纯浓燕麦、燕麦谷奶等多谷类牛奶，或冲泡各种燕麦片、大麦片、谷类脆片、原味玉米片等。

其次，饮食上多选用糙米饭、紫米饭、燕麦饭、荞麦饭、荞麦面，用五谷米饭、十谷米饭、小米粥等各式全谷物取代白米饭、白面条，点心也可多选择全麦饼干、糙米卷、糙米麸、红豆汤、绿豆汤等。

五谷杂粮类因保留了麸皮，内含粗纤维质，因此，清洗后需浸泡，使其有充分时间吸收水分再烹煮，才会又黏又香，口感最好。将主食换成全谷类比较容易做到，建议您先将白米饭改成五谷杂粮饭，开始可能会不习惯，可以从添加三分之一的五谷杂粮及混合三分之二的白米，让口感习惯，也让肠胃适应，逐步增加杂粮的比例，或将水放多一点，让杂粮饭柔软一点，让老人及小孩多吃一些，使全家人都能保持身体健康。

喝什么饮料防癌效果好

癌症是夺去无数人生命的重大疾病，生活中致癌的物质无处不在，抗癌也成为了我们日常生活中的一个保健的重点。而饮料是日常饮食中的一部分，哪些饮料既有营养又能起到抗癌的效果呢？

1. 番茄汁

番茄中含有丰富的番茄红素，这种物质对于多种肿瘤都有抗癌和抑癌的作用，特别是对于男性生殖器官的健康来说，更是不可多得的营养素。男性多吃番茄可以有效预防前列腺癌，而女性则可以预防乳腺癌的发生。

2. 茶

日常多喝茶有益健康，因为茶叶中的抗氧化活性非常的高，这种物质是一种天然的、高效的自由基的清除剂，可以帮助人体将自由基快速地排出体外，阻断多种致癌物质在体内的合成，抑制细胞基因的突变。而绿茶中富含"茶多酚"等天然抗氧化剂，在餐前或餐后饮用，多种抗氧化剂在清除自由基时会协同作用，更能显示出绿茶的防癌与抗癌的效果。绿茶中的绿茶多酚含量是普通茶叶的五倍，绿茶能减少某些癌症的发生。多喝绿茶对于消化系统的肿瘤、皮肤癌、肺癌、卵巢癌以及绝经前妇女的乳腺癌都有一定的防治作用。日常喝茶最好不要以浓茶为主，以免摄取过多，造成神经过于兴奋，另外要避免晚上喝茶。

3. 柑橘汁

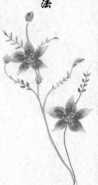

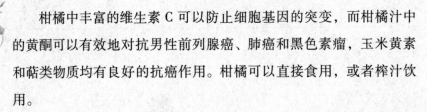

柑橘中丰富的维生素 C 可以防止细胞基因的突变，而柑橘汁中的黄酮可以有效地对抗男性前列腺癌、肺癌和黑色素瘤，玉米黄素和萜类物质均有良好的抗癌作用。柑橘可以直接食用，或者榨汁饮用。

4. 咖啡

咖啡是大部分现代人必需的饮料，其实咖啡还有良好的抗癌功效。美国哈佛大学的一项研究中证实每天喝 6 杯以上的咖啡可以达到降低罹患子宫癌以及前列腺癌的几率，同时有定期饮用咖啡习惯的人，患上糖尿病、胆结石、大肠癌、帕金森氏症的几率也较低。研究人员发现，喝咖啡可以改善体内葡萄糖的分解，有消炎和抗氧化的作用，这些都能够起到有效地防止癌症的发生。

5. 牛奶及奶制品

牛奶以及奶制品也是日常生活中常见的营养丰富的饮料，奶类中含有多种的营养物质、丰富的钙质、优质的蛋白质等。人体如果可以将每天的钙摄取量提高到 1500 毫克的话，可以将患上大肠癌的几率大大地降低。除了牛奶之外，其他含钙量丰富的食品也有此功效。

6. 豆浆

豆类中含有非常丰富的异黄酮类物质，这是一种天然的自然雌激素，可以快速地被人体所吸收利用。异黄酮类物质在人体内可以起到抗氧化、诱导细胞分化的作用，同时还可以抑制细胞增殖和血管的形成，这些活动都可以达到一定的抗癌作用。

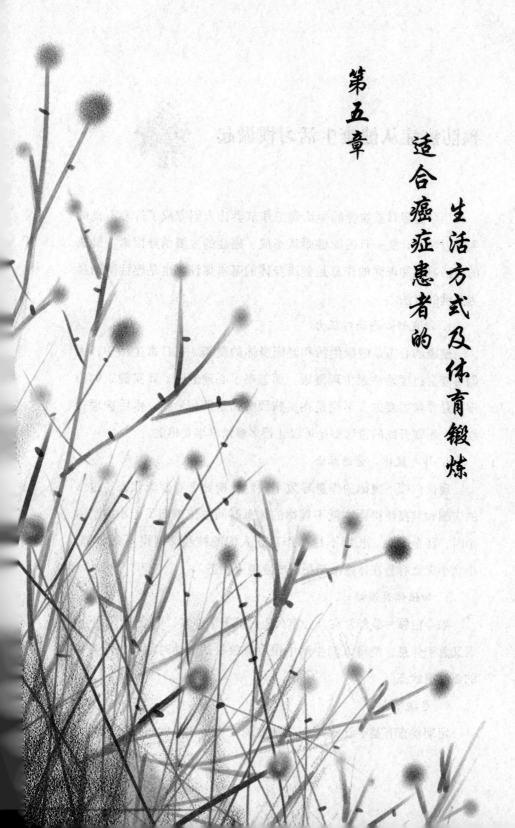

第五章　适合癌症患者的生活方式及体育锻炼

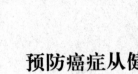

预防癌症从健康生活习惯做起

当今世界日益快捷的生活和工作节奏让人们养成了许多不良的生活习惯，日复一日的亚健康状态成了癌症的主要诱导因素。健康的生活习惯和规律的作息是健康身体的基本保证，也是癌症防治最为关键的方法之一。

1. 以良好心态面对压力

健康的心态是健康生活和健康身体的奠基。在日常生活中，人们可能会过度地注意生理健康，而忽略了心理健康。其实健康的心理也是非常重要的，不论是在疾病预防还是疾病治疗、术后护理过程中，乐观开朗的情绪都是可以让很多事情事半功倍的。

2. 作息规律，劳逸结合

现代白领不规律的作息导致了人们长期处于亚健康状态，过多的应酬和熬夜使得原本就不规律的休息时间被压缩到了七小时、六小时，甚至更少。长期不规律作息让人们的神经抑制得不到缓解，小病小灾就容易在体内渐渐积聚成亚健康状态。

3. 加强体育锻炼

如今白领一族经常在办公室久坐，落下了许多"职业病"，下班后又急于休息，使得人们生活中很少有放松的运动时间，加剧身体的亚健康状态。

4. 定期体检

定期检查有益于让疾病提早被发现，从而杜绝疾病严重化的可能性。早预防、早治疗不仅是对自己身体的负责，更是对家人的负责。单位每年会组织体检，如果有空暇的人其实自己也可以去定期检查一次。

癌症病人康复期包括身体恢复和精神恢复两个方面，是病人巩固各种治疗的延续，应注意以下几点：

（1）要精神饱满、情绪乐观，生活安排得丰富多彩。这种可能争得与癌症斗争的胜利，为尽快重返工作岗位创造条件。如果精神上高度紧张、情感上过于脆弱、情绪易于被动等都会引起食寝不安，使身体抗癌能力下降，导致病情恶化。

（2）生活要有规律，既不要卧床大养，也不要过度劳累，更不要随着性子来。无论作息时间、学习、娱乐都要有规律。规律的生活可使机体处于正常的工作状态，这样，肿瘤的复发、转移也就无机可乘。

（3）要注意调节饮食。癌症病人在康复期要设法增进食欲，饭菜要清淡可口、荤素搭配、粗精兼食，既不能单调乏味又不可过于油腻，以易消化吸收为宜。进食时要环境轻松、心情愉快，不偏食、不过多忌食，更不要暴饮暴食。

（4）要积极治疗其他并发症。由于癌症病人一般体质较弱，往往伴有并发疾病，如上呼吸道感染、肺炎、肠炎、糖尿病、心脑血管疾病等，在康复期要进行积极治疗，为全面康复创造有利条件。

（5）要进行适当的体育锻炼。增强了体质也就自然增强了抗癌能力。病人可根据自身体质情况，选择散步、慢跑、打太极拳、习剑、游泳等活动项目，运动量以不感到疲劳为度。

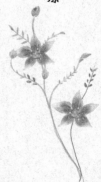

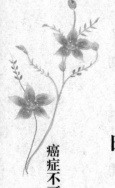

日常生活中的防癌要则

在日常生活中，为了防止癌症疾病的发生，我们要遵守以下的防癌要则：

1. 不吃发霉的粮食及其制品。花生、大豆、米、面粉、植物油等发霉后，可产生黄曲霉素，是一种强烈的致癌（特别是肝癌和胃癌）物质。

2. 不吃熏制或腌制的食物，如熏肉、咸肉、咸鱼、腌酸菜、腌咸菜等，这些食物中含有一种可能导致胃癌和食道癌的化学物质。

3. 不吸烟。香烟中的焦油等物质是导致肺癌和胰腺癌的致癌因素。最近研究证明，吸烟和妇女宫颈癌也有关系。

4. 不酗酒，特别是不饮烈酒。浓度高的酒精会刺激口腔、食道壁和胃壁的上皮细胞并引发癌变。

5. 同时吸烟与喝酒会大大增加致癌的机会。

6. 不接触或少接触大烟囱里冒出的黑烟，被它污染的空气里含有少量的致癌物质。

7. 不能用洗衣粉擦洗餐具、茶具或洗食物。

8. 不要用有毒的塑料制品（聚氯乙烯）包装食物。

9. 不吃被农药污染的蔬菜、水果和其他东西。

10. 饮用新鲜、清洁的水，不喝过烫的水，不吃过热、过硬、烧焦或太咸的食物。

11. 不要过度晒太阳。阳光中的紫外线可导致皮肤癌，并可能降低人体的免疫力。

12. 多吃新鲜蔬菜，吃饭不要过饱，控制肉类食物摄入量，控制体重，这样可以减少癌症的发病率。

13. 不要经常吃有可能致癌的药物，如激素类药物、大剂量的维生素 E 等。

14. 有子宫糜烂的妇女，定期检查并及时治疗，防止癌变。

15. 有阴茎包皮过长的成人，要及时切除，防止阴茎癌。

16. 不论是否装有空调设备，封闭式环境的空气污染相当严重。通风的房子则对人体健康有益。没有装空调的房间，也必须每天开窗约 1~2 小时。

17. 装潢中不要用放射性的岩石和矿砂作为建筑材料，不用含有苯、四氯化碳、甲醛、二氯甲烷等致癌物质的建筑材料。在空气流通的情况下进行室内装修。装修完后，要把室内的油漆味、胶水味、新家具的气味经开窗排放出去，待通风 30 天左右后才能安全住人。医学机构调查表明，现代家装污染是导致癌症高发的主要原因之一。

18. 炒菜或油炸食品时，因油锅太热产生许多油烟对人体有害，所以炒菜油温不能太高，不能让油锅冒油烟，尽量少用煎、炒、油炸、熏烤的烹调方法。提倡多用蒸、煮、凉拌、水余、汤菜等烹调方法。

19. 在厂矿、车间等工作的人员下班后，首先应洗手或洗澡，不要把工作服带回家中。

20. 添新衣也应注意是否有甲醛之类的污染物。购买针织物服装后，先用清水洗涤后再穿最好。

21. 研究发现，膀胱癌的发生与一个人的饮水、排尿习惯有关。据资料表明，每日排尿 5 次的人比排尿 6 次以上者容易患膀胱癌。这主要是因为饮水少、长时间憋尿，易使尿液浓缩，尿在膀胱内滞留的时间较长，尿中化学物质刺激黏膜上皮细胞，从而导致癌症的

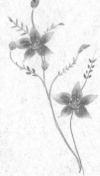

发生。多饮水、勤排尿可起到"冲洗"膀胱、排除有害的化学物质的作用。

22. 喝蔬菜汁：常喝甜菜汁（根部及顶部做成的）、胡萝卜汁（含 β-胡萝卜素）、芦笋汁。将新鲜甘蓝及胡萝卜作成混合菜汁，效果极佳。葡萄汁、樱桃汁及所有深色的果汁，包括黑醋栗汁，都是非常好的营养果汁，新鲜的苹果汁也有益处。果汁在早晨饮用最佳，蔬菜汁则在下午饮用最佳。仅喝矿泉水或蒸馏水发病率较大。

23. 吃洋葱和大蒜：洋葱和蒜头是极佳的保健食品。每天吃十粒生的杏仁，它们含丰富的 laetrile，还是一种抗瘤剂。可以多吃芽苗菜，比如萝卜苗，豆苗，最好是生吃，或只需用开水稍微烫一下即可。

24. 吃生萝卜：许多人都知道，目前在医院里经常使用一种叫"干扰素"的药物。它是人体自身白细胞所产生的一种糖蛋白，在体内具有抑制癌细胞快速分裂的作用。但是，人体内产生的干扰素很少，所以科学家们研制出"干扰素诱生剂"一类药物，激发和诱导人体自身制造出更多的干扰素。在日常的膳食中，也有一些能够诱生干扰素的食物，其中效果最佳的，要属白萝卜了。研究证明，从萝卜中可以分离出干扰素诱生剂的活性成分——双链核糖核酸（双链核糖核酸为双链 RNA，RNA 的正常存在形式为单链，在几乎所有生物中广泛存在，而仅在特殊情况下会结合成不稳定双链，此处解释完全错误；萝卜可能具有防癌作用，但绝非所谓的双链核糖核酸导致），在对食管癌、胃癌、鼻咽癌和宫颈癌的癌细胞，均有明显的抑制作用。但是，由于这种活性成分不耐热，如果经过烹调，在加热过程中则会破坏，所以生吃萝卜对防癌有益。

25. 限制高脂肪饮食：研究显示，与低脂饮食相比较，富含脂肪的饮食，大幅地增加结肠癌及乳癌的发生几率。高脂肪饮食是癌细胞的助长剂。

癌症预防的目标就是减低癌症的发生。包含减少接触致癌物的机会，改变饮食及生活习惯，或是医疗技术的进步（早期诊治，超音波，MRT 或 CT 扫描等检验）。

许多预防癌症的想法是根据流行病学的研究而来，分析病患的资料可发现生活方式或是接触一些环境危险因子的确与特定癌症的发生概率相关。越来越多的证据显示，根据流行病学研究所提出的建议改善，确实可以让癌症发病率和死亡率降低。

对于癌症高风险群，例如有家族病史，或是环境污染（例如辐射屋居民）的人进行基因检测，可做较深入仔细的检查分析，服用预防药物。确定有癌症相关基因突变的人，可借由预防性的手术，降低癌症机会。

26. 多运动：生命在于运动，这句话强调的是运动对于生命健康的重要意义。据可续研究最新发现，运动对于危害生命的大敌——癌症，有明显的预防效果。

27. 提高身体免疫力：临床实验证明，提高机体免疫功能，增强机体抗病能力，这都是人体自愈力的重要部分。"病人的本能就是病人的医生。"自愈力是人体具有以免疫系统、神经系统和内分泌系统为主的人体自愈系统，人类就是靠这种自愈力，才得以在千变万化的大自然中得以生存和繁衍。

如果人们将以上的注意事项都能按要求做到位，那大家患上癌症的几率就会大大减少，可以远离癌症，健康生活。

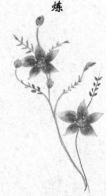

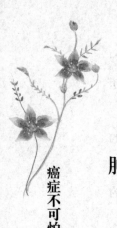

肿瘤养生要做到五防三忌

肿瘤患者因为深受肿瘤伤害，身体普遍比较差，在平时的生活一定要注意"五防三忌"，提高免疫力，这样才能积极应对肿瘤。

肿瘤患者要预防五种情况：

1. 防生气

传统医学十分重视患者的心理健康，而现代医学也越来越重视心理健康在治疗过程中的积极作用。良好的心态、乐观的心情是疾病康复的重要保证。

2. 防失眠

睡眠是一种休息方式，是恢复体力、增加免疫功能的好方法。休息好就是治疗，就是保健。

3. 防感冒

由于肿瘤患者往往免疫力、抵抗力低下，容易感冒，而感冒极易并发感染，成为癌细胞复发、转移、扩散的诱因，所以，防感冒对肿瘤患者尤其重要。

4. 防劳累

肿瘤是一种消耗性疾病，癌细胞在体内不断地侵蚀正常细胞，使患者机体不断衰竭，所以保存体力，避免体力、心力的伤害，是患者保健的一个重要环节。

5. 防便秘

每天保持一二次正常排便，说明消化道通畅，功能正常，体内的毒素可以通过粪便排出，病情可以逐渐好转。如果出现便秘，体内的毒素没有及时排出，积蓄在体内将成为肿瘤发展、恶化的诱因。

另外，肿瘤患者还要做到以下三个禁忌：

1. 忌大补

中医认为，肿瘤的主要问题是热毒旺盛，治疗上要清热解毒。过量的补品使患者体内的热毒更加旺盛，癌细胞也因此得到过量的营养而急速活跃和发展，从而加重病情。

2. 忌剧烈活动

肿瘤患者提倡适当活动，但剧烈活动会极大地消耗体力，不利于患者康复，而且加快血液循环，加速癌细胞的活跃和发展，使病情加重。肿瘤患者可以适当活动，如散步、打太极拳等，以不累为前提。

3. 禁忌辛辣食物

肿瘤患者的饮食要忌口，不能吃或尽量少吃牛肉、羊肉、鸡肉、海鲜及芥末等辛辣食物。

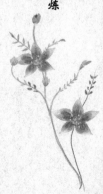

癌症患者是否适合体育锻炼

俗话说，流水不腐，户枢不蠹，适当的运动是强身健体、延年益寿的有效方法。有的学者说"生命在于运动"，揭示了生命的一条规律——动则不衰。巴甫洛夫长寿的秘诀，一是靠劳动锻炼，二是靠遵守生活制度，三是节制烟酒。可见，运动对人体健康长寿是多么重要。然而，癌症患者能不能进行体育锻炼呢？

有些人认为，癌症病人参加体育锻炼会促使癌细胞的扩散和转移，因此严格禁止病人参加一切运动。随着现代医学的发展，这种观点正在发生变化，越来越多的癌症病人及其家属已经认识到，让病人参加一些适宜的体育锻炼，非但不会促使癌细胞扩散和病情加重，相反，可以激起病人与癌症做斗争的勇气，对手术、化疗和放疗也起着积极的辅助作用。

现代心理学研究证明，精神状态和对疾病的态度可以明显影响癌症病人的生活质量和生存时间。许多病人在知道自己患了癌症之后，常表现出悲观、恐惧以及绝望的情绪，生活欲望淡漠。而参加适宜的体育锻炼则可以消除病人心理上所承受的这种压力和恐惧不安的情绪，鼓起生活的勇气，对促进康复有益。

当癌症病人在参加一些诸如太极拳、八段锦等放松锻炼时，需要集中精神，摒除杂念，入静放松，置身于锻炼之中。这样可以使病人暂时忘却身体上的病痛，解除恐惧紧张的心理。锻炼的时间越长，这种效果越明显。一旦病人养成了每天锻炼的良好习惯，必然要严格坚持每月的作息制度，按时起居、锻炼，这种积极的生活态度，常使病人在心理上产生一种渴望生活的欲望。坚持体育锻炼还可以使病人注意到自己的一举一动及锻炼后发生的任何微小变化。例如，食欲增加、睡眠改善、心情愉快、化疗或放疗后的反应减轻、血象回升、手术后功能改善等，都可以使病人看到重新生活的希望，从而更加主动自觉地参加体育锻炼。

当然，癌症病人的体育锻炼应当在医生的指导下进行，并根据癌症的部位、病情轻重、体质强弱以及个人兴趣，合理选择锻炼项目，如健身走、慢跑、医疗体操、太极拳等都很适合。特别是我国民族形式的锻炼项目对癌症的治疗具有独特的作用，可优先选择。运动量的掌握可以根据锻炼时的自我感觉、锻炼前后脉搏的变化以及第二天体力恢复等情况来决定，以缓慢、中小强度的运动量为宜，避免参加剧烈的体育锻炼。

另外，癌症病人在锻炼中首先要增强参加体育锻炼的信心和勇气。许多癌症患者认为，反正自己患了"不治之症"，参加锻炼还有什么用呢？这种认识是极其错误的，癌症病人不仅应当参加体育锻炼，而且有些锻炼项目对癌症病人是很有意义的，比如参加慢跑，有人分析，慢跑后每天获得氧的供给比平时多 8 倍，慢跑还可以使人流汗，汗水可以把人体内的铅、锶、铍等致癌物质排出体外，并能提高人体制造白细胞的能力，因此，慢跑可以预防癌症。国外一些学者研究发现，癌症病人在经常参加慢跑、健身走等形式的锻炼后，大多性格变得开朗，对生活充满自信。英国皇家医院对一组癌症病人的精神状态进行了调查，结果发现，凡是对癌症充满斗争信心的病人，有75%的人存活 5 年以上，而那些认为生活无希望，失去与癌症斗争信心的病人，仅有35%的人存活 5 年以上。由此可见，癌症病人参加体育锻炼后所产生的作用是手术和药物所不能代替的。

癌症病人经过临床综合治疗以后，需要增加营养，参加适当的

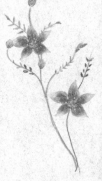

体育活动，尽快增强体质，提高免疫力，对疾病的康复大有益处。通过体育锻炼，不仅能改善心肺功能和消化功能，还能改善神经系统功能，提高机体对外界刺激的适应能力，解除病人大脑皮层的紧张和焦虑，有助于休息和睡眠。在参加体育锻炼之前，患者应请医生较全面地检查一次身体，做到充分了解自己，然后根据自己的情况，选择自己喜欢的、适合自己状况的运动项目，在参加体育锻炼的过程中，要善于自我观察，防止出现不良反应，并定期复查身体，以便调整锻炼方法。另外，如果遇到体温升高、癌症病情复发、某些部位出现出血倾向、白细胞低于正常值等情况时，最好停止锻炼，以免发生意外。

癌症病人进行体育锻炼有哪些好处

　　癌症患者的体质状况相对正常人要差得多，据测定，白血病患者血液中自然杀伤细胞（一种能杀伤癌细胞的免疫细胞）的活性还不到健康人的15%。因此，长期以来，人们采取了多种方法来增强癌症病人的免疫功能，如使用药物、加强营养、参加体育锻炼等。而比较容易取得效果且经济方便的方法还是坚持参加体育锻炼。也许有人要问，锻炼真能提高癌症病人的免疫功能吗？回答是肯定的。体育锻炼不仅能提高健康人的免疫功能，也能增强癌症病人的免疫功能。那么，癌症病人进行体育锻炼有哪些好处呢？

　　1. 锻炼能增强抗癌的细胞免疫

　　细胞免疫是人体抗癌的第一道防线，对预防癌症的发生和限制其发展有着重要的作用。有资料证实，癌症病人进行3个月的体育锻炼后，血中自然杀伤细胞的活性明显高于不锻炼者。此外，锻炼还能使癌症病人血液中的白细胞数及其吞噬细菌的能力发生有意义的变化，这是因为锻炼时血液循环加快，进入血液中的白细胞增多。同时，锻炼还刺激了体内某些激素的分泌，加快骨髓生成白细胞的速度，促进血中白细胞数量增多，存活时间延长。

　　2. 锻炼能增强抗癌的体液

　　免疫体液的免疫功能主要由免疫球蛋白来执行。癌症病人体内免疫球蛋白的含量常比健康人低，但经过一段时间的锻炼后，免疫球蛋白含量与活性会有所增高。有人测定了两组癌症病人（锻炼组

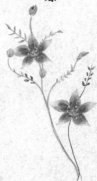

和不锻炼组）唾液中分泌型免疫球蛋白的含量，锻炼组明显高于不锻炼组。分泌型免疫球蛋白具有中和病毒、参与杀菌、促进唾液中吞噬细胞吞噬病毒等作用。近年来，国内有人对不同类型的病人进行气功训练，3个月后血中免疫球蛋白的含量比练功前明显增高。

3. 锻炼能提高自身造血功能

癌症病人参加体育锻炼可以缓解化疗和放疗对体内造血功能的抑制，促进造血功能恢复。造血功能改善可以提供更多的可利用的免疫细胞和免疫物质，提高机体的抗病能力。生活中发现，凡坚持参加体育锻炼的癌症病人抗感染的能力比不参加锻炼的同类病人要强得多，即使感染了，病情也相对较轻，恢复较快。

因此，只要有可能，癌症病人都应该坚持参加适当的体育锻炼。例如健身跑、步行、各种健身操，以及具有民族特色的锻炼项目，如太极拳、气功、八段锦、五禽戏等。只要掌握好运动量，循序渐进并持之以恒，就一定会取得良好的效果。

有研究表明，适当的锻炼及户外运动尤其能够帮助癌症患者在身体机能及心理健康方面起到举足轻重的良性作用。

但是，癌症患者进行康复训练时一定要根据自己的身体状况量力而行，提倡进行轻松快乐的游戏活动和小运动量的柔和运动，如散步、唱歌、踢毽子、讲笑话以及其他各种运动量小的活动，千万不能够盲目进行高强度锻炼，以免使身体过度疲劳，反而降低身体的抵抗力。

另外，对全身的经络和皮肉筋骨等组织都进行适度的牵拉，对改善身体状况、增强体质和体能、提高机体免疫力都很有帮助。这里向癌症病人介绍一组能够随时随地进行锻炼的牵拉筋骨的简易锻炼方法：

（1）顶天立地：自然站立、平坐或者仰卧均可，呼吸自然，全身放松，然后逐步使身体越站越直，头向上顶，双脚踏地如树生根，

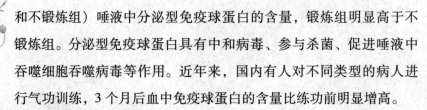

整个身体越站越直（平坐练习时，努力使身体越坐越直，头向上顶；仰卧练习时，努力使身体越躺越直，头和脚向两端越拉越直，使头部、颈椎、脊椎和双腿都绷直成一条直线），患者在进行这个动作锻炼的时候应注意不要憋气。保持身体越站越直的状态一会儿后全身逐渐放松。在放松的时候，双目微闭或闭合，呼吸自然，用心体验轻轻呼吸的时候整个身体静逸舒适的感觉，放松的时间不限。重复这一动作5～8次。

（2）张手和握拳：站立、平坐或者仰卧，全身放松，然后将手掌和手指都逐渐张开、张紧，连续张紧一会儿后逐渐放松；然后再将手掌变拳逐渐握紧，连续握紧一会儿后逐渐放松。重复这一动作5～8次。

（3）张脚趾：自然站立、平坐或者仰卧，全身放松，然后将脚趾逐渐张开、张紧，持续张紧一会儿后逐渐放松。重复这一动作5～8次。

（4）咬牙：自然站立、平坐或者仰卧均可，呼吸自然，全身放松，然后逐渐将牙咬紧，连续咬紧一会儿后逐渐放松。重复这一动作5～8次。

（5）提肛训练：自然站立、平坐或者仰卧均可，呼吸自然，全身放松，然后逐渐将会阴部稍向内提紧，稍停，逐渐放松，稍停，再逐渐将会阴部稍向内提紧，稍停，逐渐放松。重复这一动作5～8次。

（6）闭目养神：自然站立、平坐或者仰卧均可，呼吸自然，全身放松，然后稍用意去体验轻轻呼吸的时候整个身体静逸、舒适的感觉。

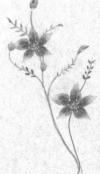

适当运动能够抑制肿瘤生长

有实验证明，适当运动，可以抑制肿瘤的生长。美国科学家将肝脏肿瘤细胞注入大鼠体内，让大鼠游泳，6周后，发现15% ~ 32%的肿瘤细胞的生长已被抑制；大鼠继续游泳3周后，肿瘤细胞生长受到抑制者占25% ~46%。

德国著名的运动医学专家阿肯教授，在对450名40岁以上坚持运动的人和450名不运动的人跟踪调查8年后，发现长期坚持运动者，比不运动者患癌率少90%；而且坚持运动的患癌者的死亡率，也比不运动的小得多。

身体虚弱往往是肿瘤患者静养的理由。殊不知，病人在积极的临床治疗和医学预防基础上，配合体育运动锻炼，能明显提高治疗效果和治愈率，延长生命，增强预防作用，减少发病率。

据英国《每日邮报》报道，美国科学家比较了3059名年龄在20至98岁女性的生活方式，其中包括1504位曾被诊断出患乳腺癌的患者。这些女性要记录一周的运动时程，包括步行、家务劳动、有氧运动和快步走。研究结果显示，每周运动10至19小时的女性，患乳腺癌的几率减少30%。科学家们认为，运动有助于预防脂肪组织的形成，可预防癌细胞的生成。

据专家介绍，运动对于抗癌防癌的效果，主要有以下几方面：

（1）运动能使人吸收比平常多几倍至几十倍的氧。美国的医学研究发现，人体吸氧量增多，呼吸频率加快，通过体力气体交换，可将一些致癌物质排出体外，降低癌症的发病率，即使得了癌症，身体康复较快，也能延长生命。

（2）运动可大大减少体内多余的脂肪，运动后出汗可使体内的铅、锶、镍和铍等致癌物质随汗水排出体外，从而起到防癌的作用。

（3）运动可使人血液循环加快许多，癌细胞就好似湍流中的小砂子一样，不易站住脚跟，也不容易转移，且易被免疫系统清除。实验证明，机体处在运动状态时，每小时从血液中分泌出的干扰素较之平时要增加一倍以上，而干扰素的抗癌能力，早已在观察中得到证实。

（4）运动可使人体某些生殖激素大大减少，甚至停止生产。美国哈佛大学科学家的研究发现，生殖激素也与癌症密切相关，人们从年轻时就开始运动可明显减低癌症发病率。

（5）运动可改善人的情绪，消除忧愁和烦恼，在心理上减轻人体免疫系统的压力。临床资料表明，患癌症的病人，大多是有情绪忧郁或受到精神创伤的。对他们来说，经常进行深呼吸运动、散步或跑步、做柔软体操，做伸展运动，游泳、骑车或参加集体运动，可给他们带来身心愉快和欢畅，可帮助消除紧张情绪，减少忧愁，改善自我形象。国外医生把运动比作"温和的抗忧郁素"，把它称之为"西方式的气功"。它的功能与中国的气功一样，能放松身体和精神，改善人体的功能。忧虑和烦恼常常危及人体的免疫功能，运动可帮助一些人减轻精神压力对免疫系统的损害。

（6）运动能锻炼意志，增强战胜癌症的信心和毅力。信心和毅力对战胜许多疾病都是至关重要的，一位诗人曾说过："信心是半个生命。"当人患病尤其是患了癌症之后，要有坚强的意志、必胜的信念、巨大的毅力、乐观的情绪、超大的勇气、顽强的斗争精神以及压倒病魔的气概。英国医学院的专家们曾对57名因患乳腺癌而切除了乳房的病人进行了观察，发现对治愈疾病充满信心的病人，10年

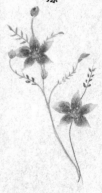

生存率占70%，而那些病后即失去信心而绝望的病人80%手术后不久便死去了。因此，我们有理由相信，通过运动，增强信心和毅力，加之合理治疗，就一定会出现"病树前头万木春"喜人局面。

专家还特别强调，运动贵在坚持。三天打鱼、两天晒网的锻炼方式对于防癌抗癌意义不大。只有坚持长期运动，才能够真正起到提高身体免疫力、改善体质、防癌抗癌的效果。

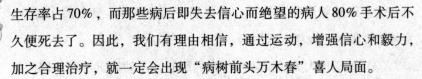

癌症不可怕

∨∨∨ 谈谈癌症的心理疗法

癌症患者的运动原则

　　癌症患者大都体质虚弱，家属常会建议其多多休息，特别是一些切除术后或是放化疗后的患者，按照很多人的观念，都是应该卧床休息的。其实，这样的患者也是要适当锻炼的，适当的锻炼有利于病人身体的恢复，也有利于病人的心理调节。不过癌症患者运动的原则是量力而为，要求循序渐进。

　　对于肿瘤手术病人，术后如无禁忌证，可在 1～7 天后离床活动，即早期离床活动，可由家人搀扶在病房里走动，促进身体各部功能的恢复，但只可做轻微正常活动，避免攀高、骑车等剧烈运动。如果手术创伤较重，术后体力较差，不能下床时，可在床上做肢体运动和翻身动作。如果身体恢复良好，可逐步加大运动量，变换锻炼内容，从散步、气功、太极拳到做操乃至慢跑。

　　肿瘤康复运动是有原则的，要做到以下几点：

　　（1）要根据肿瘤患者的年龄、病情和体质，选择适宜的运动项目、运动强度和运动时间。

　　（2）在拟定运动疗法计划时，要特别注意对于患有不同肿瘤的病人，应充分考虑到疾病与治疗所造成的后果，而区别对待，例如肺癌切除术后要加强胸部的运动锻炼、乳腺癌根治术后要加强上肢的活动、骨肿瘤截肢后要加强肢体运动等。

　　（3）肿瘤患者的运动疗法可分为几个阶段。

　　第一阶段：长期卧床或手术后卧床的肿瘤患者，可以做些不费

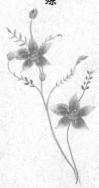

太多力气的简单动作或卧位气功锻炼，各种形式有节律的重复动作都可以提高肌肉的力量。

第二阶段：当肿瘤病人可以起床活动时，可以适当地进行散步、站位气功等运动锻炼，增加运动强度，提高体力储备，为恢复正常活动创造条件。

第三阶段：当肿瘤病人可以整日离床时，可以增加运动量，逐渐延长散步距离和时间，进行太极拳、郭林新气功等运动方式锻炼，以便加强体力，促进恢复健康。

（4）肿瘤患者的运动疗法，要注意全身运动与局部运动相结合，这样才能发挥其康复医疗的最大作用。一般可以全身运动为主，对于局部截肢或伴有脑血管病的患者，还应配合相应的局部运动和功能锻炼。

（5）循序渐进，逐渐加大运动量。在运动锻炼开始时，运动量要小，随着病人机体功能的改善，运动量可逐渐加大。当达到应有的强度后，即维持在此水平上坚持锻炼。应防止突然加大和无限加大运动量，以免发生副作用。特别是肿瘤病人长期卧床者，要想恢复原来的体力活动，一般需要经过相当一段时间。

（6）持之以恒，长期坚持。运动疗法对肿瘤的康复具有一定效果，但也并非一日之功，只有长期坚持才能收到预期的效果。尤其在进行郭林新气功、太极拳等运动锻炼时，坚持不懈方能取得疗效。

所以，肿瘤患者应在以上原则的指导下进行康复运动，以避免不必要的伤害，达到最终康复的目的。

肿瘤病人应为自身的体能康复制定一个适合自身的体育锻炼计划。一般开始锻炼时不宜太累，以后逐步增加时间和距离；锻炼的地点可根据病情选择，轻者可到室外，重者以室内为宜。晨间锻炼可呼吸到新鲜空气；饭后锻炼可促进消化；睡前锻炼后用温水洗足有利于睡眠。病人也可根据自身爱好参加一些文娱活动，如听听音乐、练习琴棋书画等、这对提高体能均是有益的。

运动的类型则可根据患者的具体情况而加以选择，以下列举三种锻炼方法：

（1）钓鱼：对于身患重疾的肿瘤病人来说，钓鱼可加快身心的康复，它使人既紧张专一，又轻松欢快；既心情舒畅，又动静结合，能起到药物起不到的作用。

（2）登山：是一种极好的体育活动。肿瘤病人在力所能及的情况下，适当地进行登山活动，对于提高身体素质、放松精神、开阔视野、克服悲观情绪、树立与癌症拼搏的顽强意志都极为有益。

（3）散步：适合于除卧床之外的各种肿瘤患者，因运动量小而且简便可行，尤其适合于刚手术后、放化疗期间及体弱年老患者的锻炼。散步可使人心情恬静、精神愉快、气血冲和。我们提倡肿瘤患者要养成散步的良好习惯，每日步行 30 分钟左右，坚持下去，必有好处。

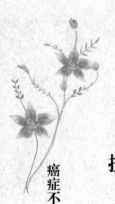

抗癌运动——易筋操

　　易筋操源于易筋经，是现代学者以简易与实用为原则，加以整理论释，并选择式数较少、老少成宜的一套简练的操法，对癌症康复期患者及中老年人是十分适合的。相传易筋经为南北朝高僧禅宗第一代宗祖达摩所创，后世武林各派为争夺这一少林寺最高武功秘诀，曾大开杀戒，为此，乾隆皇帝亲临少林，命令主持方文将易筋经献出，由国家印刷流传至今。易筋操与易筋经一样，围绕着形体屈伸，以及一定的姿势，借呼吸法诱导，加强中枢神经对机体各部的控制，依靠这种坚持不懈的运动方式，逐步提高内脏器官的功能和加强肌肉的力量，促进体内各种组织液的循环，加强血管的舒缩和弹性，调整和加强全身的营养吸收，对于慢性疾患的康复、保健及延长生命都很有益。

　　易筋操的运动量小、柔缓，没有高难动作，整个操练都以手掌为主的形式进行，并伴以呼吸运动，不仅容易掌握，而且利于坚持。

　　1. 易筋操锻炼法

　　第一式（握拳呼吸）：两脚分开，与肩同宽，两手自然下垂，全身放松，两眼凝视前方，静心呼吸 3 分钟。柔缓发力握拳，拳心向后，两手大拇指尖贴近大腿，行腹式呼吸，吸气时，小腹胀满；呼气时，小腹收缩，两拳握紧。

　　第二式（按掌呼吸）：两脚开立如肩宽，两臂下垂，两手掌做下按姿势，掌心向下，手指向外，略翘起，随呼吸运动。呼气时，两手掌发力下按。

第三式（托掌呼吸）：两脚开立如肩宽，两臂侧平举，掌心向上，意念托物状，随呼吸运动。呼气时，似感两掌有物下压，用意念将掌上托，掌不动，即用意念诱导。

第四式（撑掌呼吸）：两脚开立如肩宽，两臂侧平举，手腕上翘，掌心向外，随呼吸运动。呼气时，两掌向左右撑开，手指发力弯向头部。

第五式（开合呼吸）：两脚开立如肩宽，两手合掌于胸前，指尖向上，随呼吸运动。吸气时，两掌徐徐分开到胸旁；呼气时，两掌徐徐合拢还原。开合时两手大拇指尖要贴胸，动作要随呼吸进行，呼吸必须缓慢、柔和、均匀。

第六式（撑掌呼吸）：两脚开立如肩宽，左腿跨出成弓步，后腿蹬直，身体自然挺直，左手上撑，掌心向上，右手下垂，手指向下，掌心向大腿。在整个呼吸过程中，身体位置不变，呼气时，左掌上撑，右手下垂，左右两手发力拉长。呼吸 12 次后，依法换右弓步。

第七式（起伏呼吸）：站立时，身体自然舒展、小开立（宽约30~35 厘米），静心呼吸 3 分钟。然后吸气，两臂前平举，掌心向上；呼气，翻掌向下，同时慢慢下蹲；再吸气，翻掌向上，慢慢起立，保持起伏呼吸。

第八式（下俯呼吸）：两脚开立如肩宽，身体正直，两手下垂，吸气；然后边呼气，边徐徐下弯呈 90°，两手下垂，掌心向后，指尖向下，眼看地面；直立时吸气，缓缓回复至原位。

2. 注意事项

（1）在做易筋操前 15 分钟，要抛开一切琐事，保持情绪安定，放松肢体，敛神，平视，舌抵上腭，意守丹田，行腹式呼吸，柔匀轻慢，不急不躁。

（2）操练之处，力求空气新鲜，晨曦日出后公园、草坪尤为适

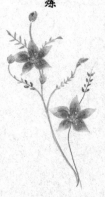

宜。

（3）对癌症患者及中老年人，开始时，每式操练动作做 8 次（一呼一吸为 1 次），力求自然，不使疲劳，不求速效，循序渐进。随着熟练程度和体质状况的提高，可逐步增加到 16 次、24 次或 36 次。

（4）初练时呼吸不免短促，久练自然深长，因此，在练操前要做腹式呼吸，用以适应锻炼易筋操的需要。练完呼吸，即可练操。对癌症患者来说，在有部分限制的情况下，第一式至第五式，也可采用坐式操练。

（5）对伴有心脏病、哮喘病者，在发作期禁忌练操；疑有气胸、肺气肿等病症时，应去医院诊疗检查，凡确诊者也属忌练之列。

（6）癌症患者及中老年人，在锻炼易筋操收功后，应避免吹风，不要立即沐洗冷水浴；通常练操后，可适当活动，如随意走动，散散步，活动活动关节，但不能过于负重。

（7）易筋操是一种简化的易筋经外功，锻炼有效，可进一步训练其内功。

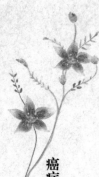

抗癌运动——五禽戏

五禽戏能增强肌力，使人动作灵敏、协调、平衡，可改善关节功能及身体素质，不仅有利于高血压病、冠心病、高脂血症等的防治，而且对癌症患者的康复均有较好的医疗保健作用。

五禽戏相传为汉代神医华佗编创，是一种以模仿五种动物动作和神态为主要内容的功法。实际上，模仿动物的功法并非汉代才有，早在先秦的《庄子》中就有"熊经鸟伸，为寿而已矣"的记载。华佗则将以往的功法加以总结并组合成套路，通过口授身传传播开来。华佗编创的五禽戏起初无文字流传，直到南北朝陶弘景著写的《养性延命录》才以文字记录下来。

五禽戏包括虎戏、鹿戏、熊戏、猿戏、鸟戏，现将它们一一做一简单介绍。

虎戏：自然站式，俯身，两手按地，用力使身躯前耸并配合吸气。当前耸至极后稍停，然后身躯后缩并呼气，如此三次。继而两手先左后右向前挪动，同时两脚向后退移，以极力拉伸腰身，接着抬头面朝天，再低头向前平视。最后，如虎行般以四肢前爬七步，后退七步。

鹿戏：做四肢着地势，吸气，头颈向左转，双目向右侧后视，当左转至极后稍停，呼气，头颈回转，当转至朝地时再吸气，并继续向右转，一如前法。如此左转三次，右转两次，最后恢复如起势。然后，抬左腿向后挺伸，稍停后放下左腿，抬右腿如法挺伸。如此

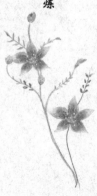

左腿后伸三次，右腿二次。

熊戏：仰卧式，两腿屈膝拱起，两脚离床面，两手抱膝下，头颈用力向上，使肩背离开床面，略停，先以左肩侧滚落床面，当左肩一触床面立即复头颈用力向上，肩离床面，略停后再以右肩侧滚落，复起。如此左右交替各七次，然后起身，两脚着床面成蹲式，两手分按同侧脚旁，接着如熊行走般，抬左脚和右手掌离床面。当左脚、右手掌回落后即抬起右脚和左手掌。如此左右交替，身躯亦随之左右摆动，片刻而止。

猿戏：择一牢固横竿，略高于自身，站立手指可触及高度，如猿攀物般以双手抓握横竿，使两脚悬空，做引体向上七次。接着先以左脚背勾住横竿，放下两手，头身随之向下倒悬，略停后换右脚如法勾竿倒悬，如此左右交替各七次。

鸟戏：自然站式。吸气时跷起左腿，两臂侧平举，扬起眉毛，鼓足气力，如鸟展翅欲飞状。呼气时，左腿回落地面，两臂回落腿侧。接着跷右腿如法操作。如此左右交替各七次，然后坐下。屈右腿，两手抱膝下，拉腿膝近胸，稍停后两手换抱左膝下如法操作，如此左右交替也七次，最后，两臂如鸟理翅般伸缩各七次。

本法按原要求习练时宜尽力而为，以出汗为度。

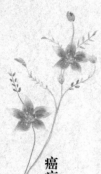

抗癌运动——太极拳

　　太极拳是我国人民在长期的生活实践中创造和逐渐发展起来的一个优秀拳种，是武术项目的精华。习练太极拳能够增强体质、提升免疫力已广为人知，坚持太极拳锻炼可以治疗某些疾病亦有报道。然而，太极拳锻炼对癌症康复究竟有何作用呢？

　　太极在阴阳的概念，王宗岳太极论中指出"太极者，无极而生，阴阳之母也"。太极拳的动作是根据阴阳变化进行的，太极拳的姿势动作都是遵循着阴阳相济的规律进行操练。阴不离阳，阳不离阴，因此名义为"太极拳"。

　　癌症是一种复杂的疾病，要达到康复的目的不能只靠单方面的医疗，必须采取综合手段，而保健、调理、提升自身免疫功能，恢复自身自愈能力，尤为重要。其中，体育锻炼也是加快康复的十分重要的内容。生命在于运动，可对于不同体质的人来说，运动一定要适时、适己、适量，要做到科学，而习练太极拳则成为癌症患者康复锻炼的首选运动。

　　太极拳是全身运动，不是局部性的，而且它这个全身从上到下，从内到外，从肉到骨，从血到气，从随意肌到不随意肌，就是全身的每个细胞，无不在运动，再加上细胞活力液的滋养，可以很好的提升细胞的活力，提升人体生命能量。所谓"以心行气，以气运身"，这是你看不见的全身运动，所谓"往复须有折叠，进退须有转换"，这是你看得见的全身运动。

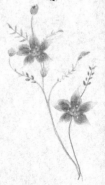

太极拳锻炼并不是针对某些疾病、为某个局部起作用的特异性疗法，而是改善人体整体功能状态、以提高人体素质为目标的锻炼方法，作为一种疗法，其作用机制是复杂而又全面的。太极拳讲究的是形顺气自顺，气顺周身顺，进而达到健身和养生的效果。另外在练习中，讲究身体垂直中正，因为人体直立活动时全身放松，呼吸顺畅，活动时不易感到疲劳，肌肉不会有酸痛、疲劳感。同时，还能使唾液分泌增加，胃肠蠕动加快，及时清除人体废物及有毒物质，利于身体尽快康复。它通过不断加强正气促进病残机体的康复，从而使机体强壮。太极拳疗法是通过全身运动、修复阴阳平衡来发挥作用的。动作舒缓的太极拳，其实是一项非常适合癌症患者的运动。太极拳动作柔和，锻炼后患者劳而不累，不仅利于肢体关节保健，还对胃肠道、肌肉神经以及大脑有保健作用，长期打太极拳可提高癌症患者机体免疫力，降低癌症复发危险。

癌症患者的调理康复，一是需要良好的体质，二是要有良好的心态，而打太极拳不仅锻炼了身体，还陶冶了性情，使身心得到极大放松，强化了自身免疫力，进而阻止和延缓病程进展。癌症病人的康复初期经过放化疗后人体极度虚弱，正处于元气大伤的状态，在刚刚要运动调理时不能疲劳过度是第一重要的。所以应该避免激烈的体育锻炼，选择柔和轻灵的太极拳锻炼是癌症病人康复期首选的练身好方法之一，因为它是文雅、柔和、轻灵而不用大力的、内外结合的运动。按照其每日有规律的运动方式，有意识地"意动身随""意到劲到""以意导气"的习练方式，慢慢调整人体生理功能，从而增强体质，提高抗病能力，以达到强身康复的目的。

太极拳动作柔和、节奏舒缓是人所共知的。正因为有动作不剧烈、不容易受伤的特点，太极拳运动更多地受到广大中老年朋友的喜爱。但这个看似柔和舒缓的运动，习练时也要讲求科学性，如果练得不得法也会造成伤痛。膝盖的病痛是习练太极拳者较为常见的现象，这与这项运动长时间处于半蹲姿态、负荷过重有关。因此，有必要提醒广大太极拳爱好者，习练太极也要讲求科学。一些爱好者常常一气儿练几个小时，把自己会的所有套路全都习练一遍，结果造成膝盖疼痛。大众健身不是竞技体育，其实不必"更高、更快、更强"，要注意掌握科学训练的要领，而这又是传统武术师徒传授方式常有的不足。

要避免太极拳训练中的膝盖伤病，一是要遵循循序渐进的健身规律，运动量要慢慢增加；二是要掌握正确的太极技术动作，比如蹲的姿势中膝盖前倾的位置一定不能超过脚尖。只要太极锻炼之后心跳不狂、有神清气爽的舒服感时，那就达到了目的。如果感到累就要适可而止，或者在套路换项之间增加休息时间。对于身体比较虚弱的人来说，练习太极拳一定要循序渐进，保护好关节，不要操之过急，毕竟练习太极拳是一件需要长期坚持的事情。

抗癌运动——八段锦

八段锦是我国古代优秀的健身方法，其功法分为八节，故称八段。"锦"是古人以锦缎喻其精美。八段锦起源于宋代，在明、清代逐渐发展，比较详细的记载见于明代冷谦的《修龄要旨》里。古代记载的八段锦分坐式和站式。站式八段锦是由坐式八段锦发展而来的，内容上减少了吞津和按摩等方法，在意念方面的要求也不如坐式八段锦高，但是增强了运动锻炼强度。因此不同年龄人可根据各自情况选择练习。

一、左右开弓似射雕

含胸拔背，马步站立做到"三平"。"三平"，即小腿与地面垂直，大腿与小腿连成直角，身背又与大腿垂直。做到"三平"很难，年老与体虚的人，可根据自己的身体条件，适当站立即可，不可强求。

站好后，左手虎口张开，食指上指，其他四指如握弓背状，右手如拉弓弦，从胸前用暗劲左右拉开。左手向左一直伸展，同时目视左前方，如欲射大雕状。左手完全伸展后，左右手依旧用暗劲一个伸，一个拉，左手向左再顶八次，然后自然松开、收回，同时全身放松，松一口气。稍歇一会儿后，再换向右方做一遍，也顶八次。如此左右各做八遍。

注意向左右用暗劲顶时，伸直的手臂不能弯曲或来回收缩，始终用的是暗劲，从外表上看不出来。

二、双手托天理三焦

含胸拔背，自然站立，全身放松，两脚分开与肩同宽。两手掌心向上，手指自然分开，中指尖相向，从胸腹前如"托天"状慢慢向上托起。要真如"托天"一样用暗劲，做到"力从脚跟起，贯到泥丸宫"。托到顶门后，掌自然向外、向上翻转，中指尖始终相向，如此继续向上托起，托到不能再高时，用暗劲向上顶八次。注意须用意、用暗劲向上顶，胳膊不可上下弯曲、晃动，臂肘始终是直的。做完八个动作后，手臂自然向两边松垂下来，同时全身放松，自然松一口气。稍歇一会儿后，再做下一遍运动，共做八遍六十四个暗劲动作。

三、调理脾胃单举手

自然站立，左手缓缓自体侧上举至头，翻转掌心向上，并向左外方用力托举，同时右手下按呼应。举按数次后，左手沿体前缓缓下落，还原至体侧。右手举按动作同左手，唯方向相反。

四、五劳七伤往后瞧

全身放松，自然站立，两脚分开与肩同宽。两手手指自然分开，相向，从腹前开始，右手掌心向上，向上慢慢托举；左手掌心向下，向下慢慢按压。右手托到头一侧时，掌心自然向外翻转，逐渐上举如"托天"状，手臂一直伸到不能再伸时，左手也下压，中指尖自然指向前方，压到不能再压时，腰带动上半身向左转，转到不能再转时，两手用暗劲一个向上举，一个向下压，同时两眼用力瞧右脚跟。这样举、压、瞧，连续做八次后，两手松回，上半身也转正，同时全身松一口气。稍歇一会儿，再换过左手举，右手压。如此反复左右侧各做八遍。

五、两手攀足固肾腰

全身自然站立，放松；两脚分开与肩同宽。两手用暗劲向后、向上、向前、向下连续慢慢划弧，指尖伸向足前。手臂向下划弧时，

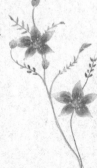

上半身带同腰也一齐下划。手伸到不能再伸时，依势用暗劲向足前下压八次，然后全身松开，恢复原站位，同时松一口气，稍休息一会儿，再做下一遍动作。共做八遍。

这一段运动中，两腿始终是直的，不能打弯；两臂也不能弯曲。有的人身子缺乏运动，比较僵硬，开始"攀"不到足，但锻炼久了循序渐进，也可渐渐"攀"到足。有的人身子软活，手能很容易地"攀"到足，此时可用两手压足前的地面，或手臂稍曲，以两肘"攀足"，使两腿与腰部有绷紧的感觉，即可达到锻炼的效果。

这一段还有两个要领必须掌握，即"两手攀足"时，头颈必须完全放松，脑袋如垂瓜一般，两手臂也要完全放松。下压"攀足"时，不能上下屈伸，而是用暗劲依次向下压。

这样依法运动，不但能"固肾腰"，还能有效预防"脑猝中"，即脑血栓一类的疾病，因为这一套运动可使脑血管保持通畅，对健身强体大有益处。但老年人做这套运动时，尽可能慢一点，以身体感觉舒畅为度，慢慢达到要求的标准。也可在起床前，两手指肚（不可用指甲）紧贴头皮，从前到后梳头50次，使血液通畅，再下床做这套运动，则更觉适宜了。

六、摇头摆尾去心火

全身放松站立，两脚分开，比肩略宽。以腰带动上半身，如太极拳之"搂膝拗步"向右转，同时右手向右划，左手向右前方推，右脚、左脚以脚跟为圆心，自然外摆、内扣，两腿自然曲成弓步。左手推到不能再推时，右手自然向下压在体一侧。接着左手再用暗劲向前推八次。再用太极拳之"搂膝拗步"法，左手从体前向左侧划，右手向左前方推，以腰带动上半身亦向左侧转来，注意此时头即上半身应尽量转向左侧，左脚、右脚自然外摆、内扣，这才是真正的"摇头摆尾"。右手推到不能再推时，用暗劲向前再推八次。如此左右反复，各做八次。

有的人做这一节时，摇摇头、摆摆屁股就完了，这不能达到真正"去心火"的目的。收功后，全身松一口气，休息片刻，再进行下一个动作。

七、最后起踮百病消

全身放松站立，两脚自然分开，与肩同宽。身体缓缓上引，脚跟自然离地，引到不能再引时，用两脚尖支撑全身站立，直到不能支持时，脚跟缓缓着地，随即松一口气，如此共做八遍。

八、怒目攒拳增气力

马步站立，含胸拔背，上身、大腿、小腿做到"三平"；两手如卷饼式握拳，并以内劲紧贴腰间，拳心向上；两目怒视前方；用暗劲将右拳慢慢冲出，拳心自然翻转向下。冲到不能再冲时，手臂已直，依势用暗劲再向前冲八次。然后全身松开站立，自然松一口气。稍休息一会儿后，换为左手冲拳。如此左右各做八遍。

做这套内家八段锦的时候，要时时记着"道法自然"的训言。得法与否，存乎一心。要反复练习，仔细体味，直到能够自如运用。呼吸要自然，千万不能憋气。动作要自然、舒展、大方。用意，用暗劲、内劲，不用拙力、僵力。每个人要根据自己的身体条件，循序渐进地练习，持之以恒地练习，逐渐达到纯熟境地。长年累月不间断地锻炼，必有奇效。

从运动量来说，最好每天能做两次，早晚各一次。如早晚时间难以安排，每个人也可按自己的条件，灵活地选择其中一些式子，随时随地练习。如走路时可常踮起脚跟，久久自会有奇效发生。

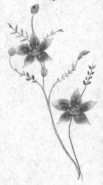

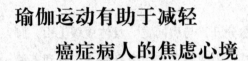

瑜伽运动有助于减轻
癌症病人的焦虑心境

　　恶性肿瘤不仅是一种躯体疾病，更是一种强烈的心理冲击和精神重创，患者会产生恐惧、焦虑、抑郁、绝望等情绪反应。据文献报道，晚期癌症患者焦虑和抑郁的发生率分别为 47. 06% 和 78. 43%。长期严重抑郁反应可损害机体免疫功能，影响患者的抗肿瘤能力，甚至危及生命。

　　瑜伽健身法以其崇尚自然、平衡身心的独特健身理论通过体位法、呼吸训练及意识冥想的引导来达到身心整合的运动。瑜伽中的体位法是模仿大自然中动物的动作，促使四肢肌肉产生收缩与舒张，通过中枢神经系统、体液、内分泌功能调节，使全身松弛，继而配合呼吸调息，促进全身血液循环，从而改善机体疲劳等不适症状。瑜伽中大量的前曲、后伸、肢体摆动等动作可以调节消化系统的功能，从而改善患者便秘、腹胀和食欲不振等症状。练习瑜伽时机体处于静息状态，配合深呼吸，听轻音乐，患者心情愉快，肌肉松弛，内脏器官功能活动增强，使患者在心理、精神上都得到充分放松。有专家研究发现，恶性肿瘤患者存在焦虑、抑郁情绪，通过瑜伽健身法，治疗组治疗后焦虑、抑郁情绪的评分较对治疗组前显著下降，且治疗后的评分与对照组比较，差异均有显著性意义。

　　训练瑜伽同时听轻音乐会收到更好的效果。利用音乐的特殊性，通过音乐特质对人体的影响，协助个人在疾病或残障的治疗过程中达到生理、心理、情绪的整合。人的情绪与大脑皮层、丘脑下部有密切联系，音乐疗法能通过大脑边缘、脑干网状结构调节躯体运动、自主神经、大脑皮层的生理功能。通过协调、节奏、旋律、力度的音响振动信息，作用于人体各部位，引起人体五脏六腑、肌肉、脑电波的和谐共振，从而改善各器官功能紊乱状态；也可缓解疼痛，转移注意力，使人忘却烦恼，心情舒畅。音乐作为一种特殊的心理治疗方法，可解除患者焦虑，分散注意力，对减轻患者疼痛及增加患者安全感和舒适性都有明显的效果。音乐激发了患者的生存欲望，增强了忍受治疗痛苦的耐受力，提高了配合治疗的积极性，患者的焦虑、抑郁水平明显降低，情绪改善，心理刺激的反应减轻，同时缓解疼痛，减轻症状，促进治疗，提高了患者的生活质量。

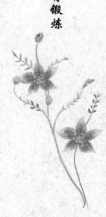

散步有利于癌症病人的康复

体育锻炼可使血液中的白细胞增多，而白细胞具有吞噬癌细胞和细菌的能力，所以，癌症病人在肿瘤切除或者采用放射、化学治疗控制病情后，就应该适当地参加一些力所能及的体育锻炼。

在肿瘤病人的康复运动中，首先值得推荐的就是散步。它运动量不大且简便易行，不受时间、空间等条件限制，除卧床不起的病人外，所有的肿瘤病人都可选择这种运动方式。

散步可以不拘季节，随时可行。春踏芳草地，夏步小河边，秋赏荷花淀，冬行松林间，各得其趣，散步又散心。散步也不受空间限制，无论在乡间的田野小路上缓缓漫步，或是在城市林荫道上信步而游，那广阔的空间、绿色的环境、清新的空气，都会使人神清气爽，心旷神怡。

散步也有学问，古人云："散步者，散而不拘之所谓，且行且立，且立且行，须持一种闲暇自如之态。"下面向您介绍一下散步的要领：

（1）衣着要宽松，鞋袜要合适，若年老体虚，可拄杖而行，以保安全。

（2）散步要从容不迫，怡然自得，摒弃一切杂念。

（3）步履要轻松，有如闲庭信步，使百脉疏通，内外协调，以达周身气血平和。

（4）循序渐进，量力而行。时间可长可短，做到形劳而不倦，勿令气乏喘吁。

（5）散步时间：一是清晨散步，置身花草树木之间，则可爽精神可调气血。二是食后散步，古人认为："饭后食物停胃，必缓行数百步，散其气以输于脾，则容易而铁腐化。"三是睡前散步，可使精神放松，促进睡眠。其他时间，亦可散步，贵在坚持，久必获益。

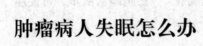

肿瘤病人失眠怎么办

失眠会严重影响癌症患者的生存质量，既不利于病情的诊治，也不利于病者的身体恢复。若长期得不到充足的睡眠和休息，病人不但会消耗体力和精神，而且还降低机体的抗病能力，加重病情的发展。病人越担心病情加重，就越容易引起夜间失眠，这样便造成恶性循环。

因此，尽快解决肿瘤病人的夜间失眠是肿瘤治疗及康复过程中不可忽视的问题。要想彻底解决失眠问题，就必须了解引起失眠的原因，针对病因有的放矢地进行治疗，因为使用镇静安眠药终究不是长久之计。

引发癌症失眠的原因有很多，但主要的还是以下这几种：

（1）抑郁：癌症患者抑郁的发病率为20%～25%，而至少90%抑郁患者有睡眠障碍。

（2）焦虑：对癌症死亡的恐惧和癌症的药物治疗均可导致焦虑。

（3）疼痛：包括肿瘤直接造成的疼痛、癌症诊断和治疗造成的疼痛和非特异性因素造成的疼痛。

（4）药物：刺激性药物、支气管扩张剂、部分抗高血压药物、抗抑郁药、镇静催眠或止痛药物停用或重用。

（5）周期性肢体运动：镇静催眠药停用、三环抗抑郁药、贫血、尿毒症、白血症、糖尿病、周围神经病变均可引起。

要解决肿瘤病人的夜间失眠问题，不仅要靠医护人员的指导和治疗，更重要的是靠病人自己的努力。在克服失眠时应注意以下几个方面：

（1）消除不良心态，做好心理调节。病人应对自己所患的疾病以及因治疗而引发的不良反应有一个正确的认识，勇于面对现实，努力排除担心、紧张、焦虑、恐惧等心理，使自己保持一个平静而稳定的心态。

（2）改善睡觉环境，并尽快适应新的环境。一个熟悉、清静、温暖、空气流通的环境有利于病人入睡。睡觉的环境应尽量避免声音、强光等的干扰。对新的环境应采取积极的态度去适应，不要一味地抱怨和抵触。

（3）积极防治不能耐受的疼痛或不适。夜间疼痛往往是造成失眠的主要因素。根据疼痛的原因、部位和性质，采用多种镇痛方法，如镇静药、止痛药、针灸等缓解或消除疼痛，使病人趋于平静，很快入睡。

（4）积极治疗引起睡眠障碍的其他疾病。若病人同时还伴有其他疾病，表现出一些较重的症状，如咳嗽、咳痰、呕吐、气促、心慌、尿频、腹泻等，除了积极治疗原发病外，对以上影响睡眠的各种症状应及时做对症处理，如镇咳、利痰、止呕等。

（5）根据治疗和康复计划合理安排并调整作息时间，建立能适合于疾病治疗及康复的生活规律。早晨按时起床，适当进行户外活动，坚持午睡，但应避免时间过长。白天不宜卧床过久，避免似睡非睡的昏蒙状态。晚上按时睡觉。

（6）白天应进行适当的娱乐活动或体育锻炼，但避免睡前参与能使大脑兴奋或情绪激动的活动，如听节奏强烈的音乐、看紧张刺激的书籍和影视、玩一些"上瘾"的电子游戏及棋牌等具有较强竞争性和对抗性的项目。另外，与他人交谈聊天应避免引起辩论争执的话题，避免过于强烈的情绪变化和激动，如大喜、大怒等。

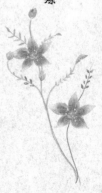

（7）注意睡前饮食。晚餐要适量，不宜吃对胃有刺激性的食物，避免在过饱或饥饿状态下入睡，睡前不宜饮用咖啡、茶等可引起大脑兴奋的饮料。

（8）合理使用镇静安眠药。对于长期和较严重的失眠病人给予镇静、安眠药是必要的，但应注意合理用药，切不可滥用。因为长期应用镇静安眠药，会使药物的作用逐渐减弱，必须加大剂量方能取得满意的效果，最终病人会对药物产生难以摆脱的依赖和要求。另外镇静安眠药具有一定的副作用和毒性，如疲乏无力、精神不振、头晕、记忆力减退等。某些药物还能引起皮疹或过敏，少数能引起造血系统的障碍，使白细胞、血小板减少，给抗癌治疗造成困难。所以镇静安眠药的使用原则是要小剂量开始，不同药物交替使用。

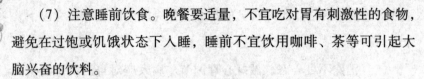

癌症不可怕

∨∨∨ 谈谈癌症的心理疗法

预防癌症要防患于未然

古人云"上工治未病"，对于肿瘤也应防患于未然。我国对癌症的防治研究工作已经取得了很大的进展，北京、天津、上海、广州等地肿瘤专科医院对癌症的治疗水平已和西方发达国家相当。但是，由于多数患者未能早期发现、早期诊断和早期治疗，故患者就医时多数已属中晚期，此时不但病情重、症状多、痛苦大、体质差、生存质量低，而且临床治愈率也较低。

进入新的世纪，如何才能改变我国癌症发病率高、中晚期多和死亡率高的现状？人们对癌症这一顽症的认识不断深化，逐渐意识到预防是抗击癌症最有效的武器。许多科学研究表明，癌症是可以有效对抗的，其中有 1/3 可以预防；1/3 如能早诊断、早治疗则可获治愈；合理而有效的姑息治疗可使其余 1/3 患者的生存质量得到改善。

要预防癌症，应该从我们日常生活中的四个方面入手，也就是做到"动、静、节、律"四个字。这四方面做到了，定能减少肿瘤的发生。

动——增强体质，天天运动，持之以恒

癌症患者尤其是中晚期患者一般体质都较虚弱，据临床统计，约85%的癌症患者免疫系统功能低于正常范围，而无法快速识别和摧毁癌细胞，从而导致其无法控制而蔓延。

生命在于运动，运动可以促进健康，增强体质，有益于预防疾

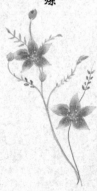

病和治疗疾病，应长年不断、天天运动，持之以恒，并要结合每个人的年龄、体质和健康状况等进行适合于自己的体育活动，如走路、慢跑、游泳、骑自行车、爬山、旅游、打球、做健身操、打太极拳、画画、唱歌、跳舞等活动都有益于健康。

静——淡泊名利，心胸开阔，心情舒畅

不少肿瘤学专家愈来愈认识到，精神因素与肿瘤发生有十分密切的关系，过重的精神压力降低机体的免疫功能和抗病能力。在病因调查中，不少子宫颈癌患者在患病之前多有精神创伤史，食管癌患者多有性情暴躁史，乳腺癌患者多有忧思郁结、情志不畅等精神因素。2000多年前的《内经》上说"恬淡虚无，真气从之""阴平阳秘，精神乃至"，说明一个人要想身体健康就得心胸开阔，淡泊名利。据美国医学家统计，心胸狭窄者，其免疫功能大多低下，容易患癌。一个乐于助人、与人相处融洽者，往往能够长寿。助人可以激发人们对他人的友爱和感激之情，从而激发内心的温暖，缓解自己在日常生活中的焦急和烦恼，而有益于提高身体的免疫力，减少肿瘤的发生。

精神因素对人的影响至关重要，国内外医学界对此有一致的认识。心情愉快，气血通畅，机体内环境平衡稳定，中枢神经系统功能健旺，脏腑协调，免疫功能健全，适应外环境变化之能力就强，从而就可防止疾病的发生。

节——饮食节制，荤素搭配，素食为主

目前在我们生活的自然环境中，存在着与饮食有关的三大常见致癌物，即亚硝胺类化合物、3-4苯并芘及黄曲霉毒素。市场上常见的腌制腊肉、腊肠、咸鱼、酸菜，尤其是在未腌透的酸菜和咸菜中，含有大量的亚硝胺类化合物，这些化合物最易于诱发胃肠道癌瘤；烟熏和烧烤的牛、羊肉，烧烤的香肠，炭火烤的羊肉串，因烤制的温度较高，其中的有机物受热分解后而聚合成致癌作用很强的

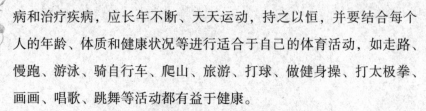

癌症不可怕

谈谈癌症的心理疗法

3-4苯并芘。在烟草中也含有3-4苯并芘，每天吸烟20支，连续吸烟20年以上者，其发生肺癌的机会要比不吸烟者高20倍。霉变的大米、小米、高粱、玉米、花生、豆类及豆制品等贮存不当，会遭受黄曲霉菌污染，这种真菌产生的黄曲霉毒素则是肝癌等的重要致病因素。

因此我们再次提倡：

1. 不吃或少吃腌制食品，尤其是未腌透的酸菜。

2. 不吃或尽量少吃烧烤食品。

3. 不吃发霉粮食，尽量不吃或少吃陈旧饭菜。

4. 主食宜米面搭配，多吃五谷杂粮，如小米、玉米、高粱米、大豆、豌豆、绿豆、花生等。

5. 宜多吃各类新鲜蔬菜和水果，且蔬菜炒前需泡洗，以尽量除去农药。大蒜、大葱、洋葱、胡萝卜、西红柿、绿菜花、苦瓜、南瓜、圆白菜、辣椒、生姜、菜苔、豆制品等都具有较强的防癌作用，不妨多吃。

6. 进食低糖、低盐、低脂肪和高钙、高铁、高蛋白的食物，预防肥胖、高脂血症及心脑血管疾病、糖尿病等的发生。注意保持正常体重。

7. 养成良好的饮食习惯，不偏食及暴饮暴食，饮食有节，定时进餐。餐后漱口刷牙，讲究口腔卫生。

8. 适当服用一些保健食品，如枸杞子、西洋参、冬虫夏草、灵芝、红枣、薏米、莲子、核桃、蜂蜜、蜂王浆等。

律——生活规律，起居有序，动静结合

某市一项调查结果显示，因癌瘤死亡的人中，35岁至55岁的中年人占46.9%，其中近70%是因肝癌而死亡。医学专家分析，其原因多是由于生活不规律、工作压力大、不注意身体锻炼且经常饮酒、大量吸烟、大吃大喝、晚不睡、早不起等生活不规律所致。预防癌

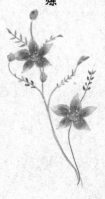

症需增强体质，一定要养成良好的生活习惯，早睡早起，不熬夜，不睡懒觉，不吸烟，不喝酒或少饮酒，讲究卫生，勤洗澡，看电视时距离电视机不宜太近（2米以外最好）。家庭装修时要注意选择环保材料，以免发生慢性中毒。搞好家庭及环境卫生，房前庭后种植花草可美化环境、清洁空气，做到不懒散也不过于劳累，动静结合。

除此之外，早期发现癌症也是防癌抗癌的关键。中老年人应每年进行一次健康体格检查，如果发现可疑的癌前病变，如不明原因的身体消瘦、食欲减退、萎缩性胃炎、胸闷、背沉、进食后在食管内有停滞感或哽噎感、大便潜血、胃息肉、直肠息肉、鼻塞、鼻涕中带血丝、咯血、痰中带血丝、绝经期后不规则的阴道流血、中年以后乳腺肿块、无痛性血尿、口腔白斑、外阴白斑等，应尽早到肿瘤专科医院找有经验的专科医生进一步诊断和治疗。

只要做到以上这些，癌症是可以预防、治愈的，进而打破"癌症＝死亡"的神话。

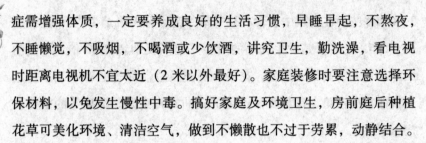